AF300362

PARASITES ANIMAUX

LES

Parasites transmissibles des Animaux à l'Homme

ENVISAGÉS SPÉCIALEMENT

AU POINT DE VUE DE LA PROPHYLAXIE

Par M. A. RAILLIET

Professeur à l'École d'Alfort

PARIS

TYPOGRAPHIE & LITHOGRAPHIE A. MAULDE & Cie

144, RUE DE RIVOLI, 144

—

1892

PARASITES ANIMAUX

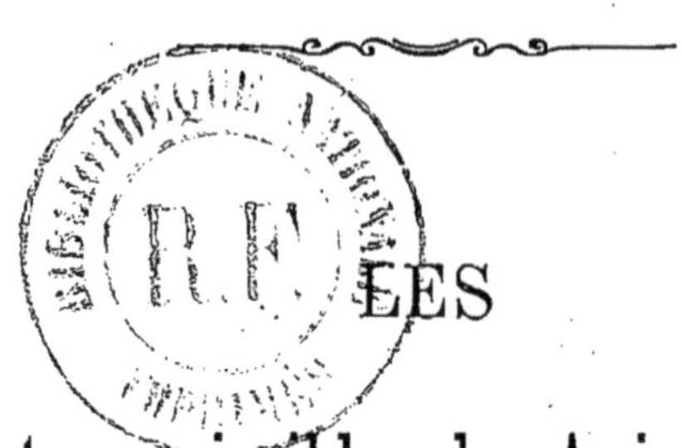

LES

Parasites transmissibles des Animaux à l'Homme

ENVISAGÉS SPÉCIALEMENT

AU POINT DE VUE DE LA PROPHYLAXIE

Par M. A. RAILLIET

Professeur à l'École d'Alfort

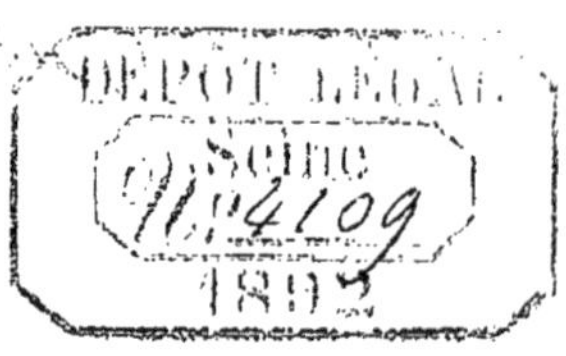

PARIS

TYPOGRAPHIE & LITHOGRAPHIE A. MAULDE & Cie

144, RUE DE RIVOLI, 144

1892

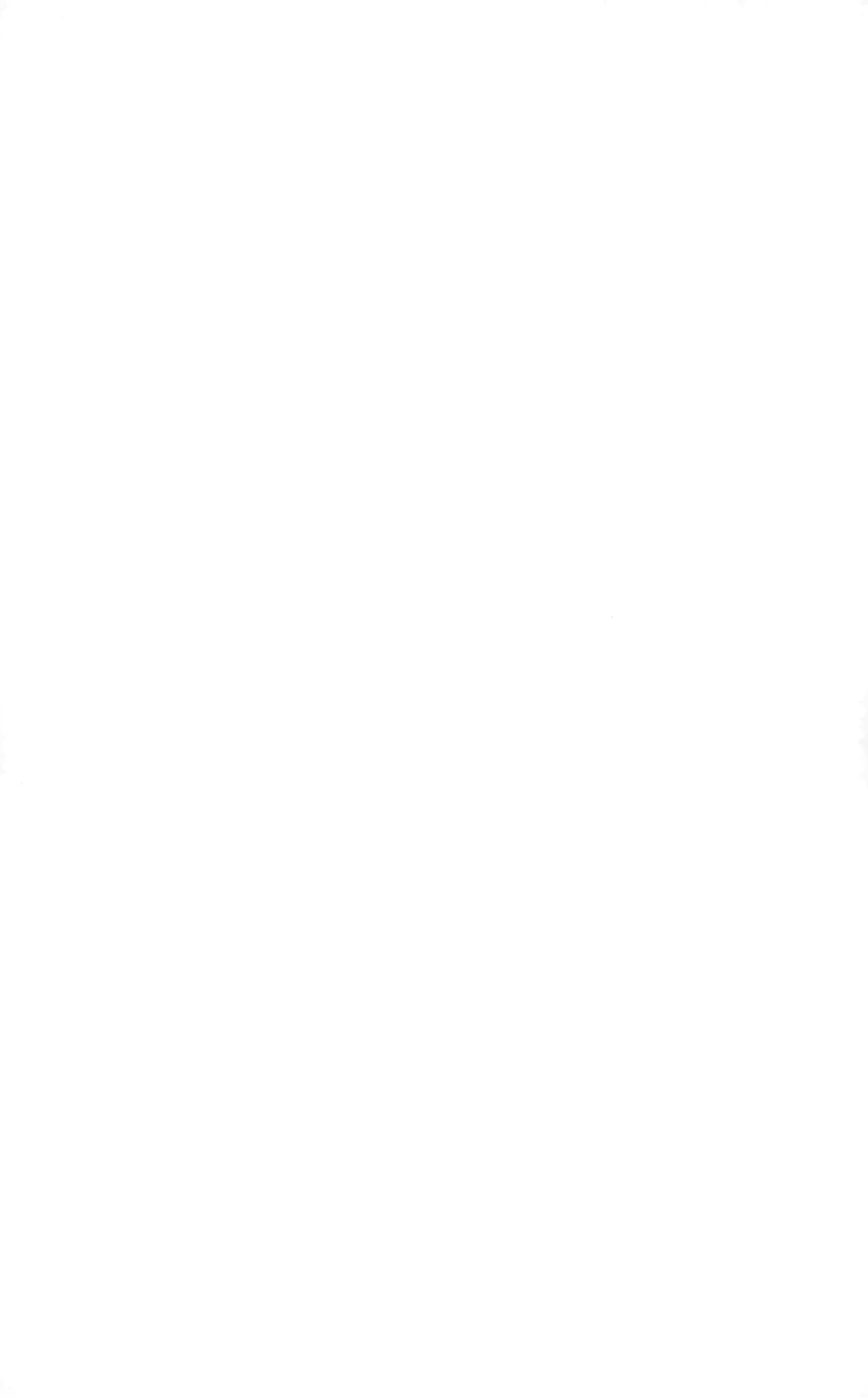

PARASITES ANIMAUX

LES

Parasites transmissibles des Animaux à l'Homme

ENVISAGÉS SPÉCIALEMENT

AU POINT DE VUE DE LA PROPHYLAXIE [1]

Par M. A. RAILLIET

Professeur à l'École d'Alfort

On peut dire que, dès les temps les plus anciens, la croyance était répandue que l'homme contracte bon nombre de ses parasites au contact des animaux. C'était là, sans doute, une opinion basée en grande partie sur des observations inexactes, et nous la voyons encore fréquemment aujourd'hui s'affirmer dans le peuple en raison d'une simple ressemblance grossière et lointaine entre les parasites de l'homme et ceux des animaux. Mais il est vraisemblable, cependant, que les anciens observateurs avaient reconnu, d'une façon plus ou moins précise, la transmission réelle de certains parasites des animaux à l'homme.

---

[1] Rapport présenté au Congrès international d'hygiène de Londres (août 1891).

Pour n'en citer qu'un exemple, nous rappellerons la prohibition de la viande de porc par les prêtres égyptiens du temps des Pharaons et par Moïse, applicable sans doute à la transmission du *Tœnia solium* et peut-être même de la Trichine ; du moins est-on en droit de supposer que l'usage de cette viande avait été reconnu susceptible de provoquer des troubles graves dans la santé de l'homme. Mais les données relatives à la transmission des parasites ne sont entrées dans une phase réellement scientifique que dans le courant du siècle actuel, soit, plus exactement, à l'époque où ont été établies, d'une part, la nature parasitaire des teignes et des gales, d'autre part, les migrations des Ténias. Depuis lors, en effet, cette transmission a été mise hors de doute, dans un grand nombre de cas, soit par des observations précises et répétées, soit surtout par des recherches expérimentales.

Nous nous proposons de passer rapidement en revue, dans ce travail, les parasites des animaux transmissibles à l'homme, en nous limitant, d'ailleurs, aux zooparasites ou parasites animaux, les phytoparasites devant être envisagés spécialement par M. le Dr R. Blanchard.

La série que nous aurons à examiner est, du reste, déjà très étendue, — l'homme, en sa qualité d'omnivore, pouvant donner asile à la fois aux parasites des herbivores et à ceux des carnivores. Aussi devrons-nous nous borner à une simple esquisse de l'histoire de chacun des types signalés, en insistant de préférence, chaque fois que la chose sera possible, sur leur évolution, de façon à dégager, de la connaissance de leur mode de propagation, les moyens propres à les éviter.

Il est presque inutile de faire remarquer que la très grande majorité des parasites dont nous aurons à nous occuper sont fournis à l'homme par les animaux domestiques : le fait s'explique de lui-même par la fréquence des rapports que nous entretenons avec ces animaux et du rôle qu'ils jouent dans notre alimentation.

Sans nous étendre plus longuement sur ces remarques générales, nous classerons immédiatement les parasites, d'après leur siège, en deux grandes sections : parasites externes ou *ectoparasites* et parasites internes ou *endoparasites*.

I. — PARASITES EXTERNES.

Les ectoparasites peuvent se grouper, d'une façon assez nette, d'après le degré de leur parasitisme. Les uns, en effet, sont des parasites *libres* ou *temporaires*, c'est-à-dire ne vivant sur leur hôte qu'au moment même où ils viennent se nourrir à ses dépens, et le quittant aussitôt ou tout au moins étant susceptibles de le quitter pour vivre en liberté. Les autres, qualifiés de *stationnaires*, restent à demeure chez cet hôte dès l'instant où ils ont fixé chez lui leur séjour.

A. — Les parasites temporaires n'offrent, au point de vue où nous devons nous placer ici, qu'un intérêt secondaire. Vivant à peu près constamment en liberté, ils se jettent, dès qu'ils sont poussés par la faim, sur les animaux qui se trouvent à leur portée, dans le but de se repaître de leur sang. C'est donc à peine s'ils méritent la qualification de parasites ; et comme, d'ailleurs, ils attaquent l'homme presque au même titre que les animaux ; que, par suite, ils ne sont pas, à proprement parler, transmis de ceux-ci à celui-là, nous nous bornerons à les mentionner. Ce sont des Insectes et des Acariens.

Parmi les premiers se rangent les Taons (*Tabanidæ*), dont les femelles, avides de sang, se jettent d'ordinaire sur les chevaux et les bœufs, mais piquent également l'homme à l'occasion. A côté d'eux, il faut citer d'autres Diptères, de la famille des *Muscidæ*, tels que le Stomoxe mutin (*Stomoxys calcitrans* Geof.), qui harcèle particulièrement les chevaux, mais qui ne laisse pas cependant d'attaquer l'homme, et que l'on peut considérer comme un porte-virus susceptible d'inoculer spécialement le charbon lorsqu'il a souillé sa trompe au contact d'un animal charbonneux ou même d'un cadavre ; puis la fameuse Tsétsé (*Glossina morsitans* Westwood), de la zone torride africaine, dont le rôle paraît être à peu près le même, mais qui, en tout cas, ne doit pas inoculer un venin propre, ainsi qu'il résulte d'une expérience de Nocard et Railliet. — Dans la famille des *Hippoboscidæ*, nous avons à signaler l'Hippobosque du cheval (*Hippobosca equina* L.), qui attaque la plupart de nos animaux domestiques, mais n'est pas beaucoup moins avide du sang de l'homme, comme en témoignent une expérience de Réaumur et une observation de Paullini. — Citons encore, dans une famille voisine, les Simulies (*Simulium*), auxquelles se rattachent les Diptères connus sous le nom de *Moustiques* ou *Mosquitos*, et qui souvent se jettent, en nombre immense, sur les animaux et sur l'homme ; on peut admettre que leur trompe pénétrante est apte à inoculer les virus dont elle a pu se souiller. — Enfin, c'est parmi les parasites temporaires qu'il convient aussi de placer les Puces (*Pulex*), puisque ces Insectes sont capables de vivre un temps plus ou moins long en dehors de leur hôte. Les Puces qui s'observent sur l'homme et sur les animaux appartiennent à des espèces distinctes et assez nombreuses ; mais il y a lieu de se demander si les Puces des animaux sont susceptibles de piquer l'homme. Pour mon compte, j'ai longtemps répondu à cette question par la négative ; bien souvent on m'avait communiqué, comme étant certainement des Puces de chien, des individus pris en flagrant délit de morsure sur l'homme, et j'avais toujours constaté qu'il s'agissait de la véritable Puce de l'homme. Pourtant il est bien avéré que la Puce du chien (Dugès), comme celle de la poule (Lucet, Railliet), peut piquer l'homme ; mais le fait est beaucoup plus rare qu'on ne le pense habituellement.

Quant aux Acariens qui doivent se classer parmi les parasites temporaires, ils ne comprennent guère que les Dermanysses et les Argas.

Le Dermanysse des volailles (*Dermanyssus gallinæ* Degeer) est un animal noctambule ; il se tient pendant le jour dans les fissures des poulaillers et des colombiers, et, la nuit venue, se jette sur les oiseaux dont il suce le sang. Dans des cas exceptionnels, cependant, son parasitisme devient stationnaire, et il vit à demeure, en quantité extraordinaire, sur les pigeons, sur les poules et surtout sur les poussins.

D'autre part, lorsque ces Acariens sont très abondants, ils ne bornent pas leurs attaques aux oiseaux, mais se jettent volontiers sur les mammifères qui se trouvent à leur portée. C'est ainsi que l'homme est exposé à leurs atteintes. Alt, Bory de Saint-Vincent, Raspail, Simon, etc., ont cité des exemples de transmission de ces parasites à notre espèce, et l'on peut ajouter avec Besnier et Doyon qu'il n'est pas rare d'observer, chez les garçons ou filles de basse-cour, ainsi que chez les personnes employées à manier ou à plumer les volailles, une éruption prurigineuse reconnaissant une telle origine, éruption qui ressemble à certaines formes de l'eczéma papuleux de la gale ordinaire, et qui siège sur le dos des mains, sur l'avant-bras, plus rarement sur la généralité du tronc. Cette affection est généralement passagère, car les Dermanysses ne s'acclimatent pas sur la peau de l'homme. La transmission étant presque impossible à éviter dans la plupart des cas, on ne peut que recommander de calmer le prurit au moyen de lotions ou de bains d'eau pure ou amidonnée.

On a signalé aussi le passage sur l'homme de quelques autres espèces de Dermanysses, telles que *Dermanyssus avium*, qui vit dans les cages des petits oiseaux, et *Dermanyssus hirundinis*, qui habite les nids d'hirondelle. Les troubles occasionnés sont de même ordre que ceux signalés à propos de l'espèce précédente.

Les Argas, comme les Dermanysses, sont des suceurs de sang. L'Argas bordé (*Argas marginatus* Fabr.) est assez commun en France et en Italie ; par contre, il paraît rare en Allemagne et en Angleterre. Il vit dans les colombiers et se répand en plus ou moins grand nombre sur les pigeons. J'ai remarqué que les larves sont souvent fixées à demeure sur le corps de ces oiseaux ; mais les adultes ne paraissent les attaquer qu'à de certains moments, la nuit en particulier ; on les découvre d'ordinaire, pendant le jour, cachés dans les fissures des boiseries, les crevasses des murs, etc. Ils se propagent facilement d'un local à l'autre, à la faveur des moindres solutions de continuité ; c'est ainsi qu'ils pénètrent quelquefois dans les habitations et arrivent à se jeter sur l'homme. Raspail, Boschulte et Chatelin (de Charleville) en ont cité des exemples. Ce dernier observateur a constaté sur un enfant des piqûres douloureuses et un œdème assez persistant dus à des Argas d'un colombier évacué depuis plusieurs années ; les Acariens avaient envahi le premier étage et le rez-de-chaussée de l'habitation dans laquelle était situé le colombier. Diverses personnes avaient été atteintes en même temps que cet enfant ; aucune ne présenta de symptômes généraux. Ces parasites peuvent vivre fort longtemps sans prendre de nourriture ; j'en ai vu survivre à quatorze mois de jeûne.

Il convient de citer, en outre, *Argas Tholozani*, qui vit en Perse, où il s'attaque aux moutons ; *Argas Turicata*, du Mexique, qui vit sur le porc; *Argas Megnini*, également du Mexique, qui se rencontre sur le cheval, l'âne et le bœuf. Toutes ces espèces, et d'autres encore, sucent plus ou moins volontiers le sang de l'homme.

Relativement à ces divers parasites, la prophylaxie doit reposer avant tout dans la désinfection des locaux où ils abondent.

B. — Parmi les parasites stationnaires, il en est encore qui vivent en liberté pendant une certaine période de leur existence, c'est-à-dire dont le parasitisme n'est que *périodique*, tandis que les autres sont soumis à la condition parasitique depuis leur éclosion jusqu'à leur mort, offrant ainsi un parasitisme *permanent*.

α. — Comme parasites périodiques, nous avons encore à signaler des Insectes Diptères, appartenant aux familles des *Muscidæ*, des *Œstridæ* et des *Pulicidæ*, et quelques Acariens.

Aux *Muscidæ* appartiennent les *Ochromyia* et les *Sarcophaga*.

L'Ochromyie anthropophage (*Ochromyia anthrophaga* E. Blanch.) est plus connue sous le nom de *Mouche du Cayor*. Elle vit dans certaines régions du Sénégal et passe pour déposer ses œufs dans le sable. Sa larve, dite *Ver du Cayor*, pénètrerait de là dans la peau des animaux et de l'homme lui-même, où elle se développe dans l'espace d'un septénaire.

La Sarcophage magnifique (*Sarcophaga magnifica* Schiner), répandue dans toute l'Europe, notamment en Russie, dépose ses larves dans les plaies ou dans les cavités naturelles de l'homme ou des animaux. Il en est probablement de même de divers autres Muscidés. Les *Œstridæ* nous offrent à considérer les Hypodermes et les Dermatobies.

La larve de l'Hypoderme du bœuf (*Hypoderma bovis* Latr.) se développe d'ordinaire, comme on le sait, dans le tissu conjonctif sous-cutané des bêtes bovines; plus rarement on l'observe chez le cheval, où elle n'arrive pas à son complet développement; enfin, on possède un certain nombre d'observations relatives à sa présence dans la peau de l'homme. On cite également des cas de développement, sur l'homme, de l'*Hypoderma Diana* Br., et il est probable que d'autres espèces encore peuvent offrir des exemples semblables.

La Dermatobie funeste (*Dermatobia noxialis* J. Goudot), de l'Amérique tropicale, se développe à l'état larvaire sous la peau des bœufs et des chiens, et il n'est pas rare de la voir également envahir la peau de l'homme.

Enfin, les *Pulicidæ* comprennent aussi un parasite périodique, la Puce pénétrante ou Chique (*Sarcopsylla penetrans* L.), originaire de l'Amérique tropicale et récemment introduite en Afrique : cette Puce s'attaque à la plupart des mammifères et des oiseaux, ainsi qu'à l'homme lui-même; et si le mâle et la femelle jeune sont de simples parasites libres ou temporaires, par contre la femelle fécondée s'introduit à demeure dans la peau.

Les Acariens qui doivent être comptés comme parasites *stationnaires périodiques* ne comprennent que les Ixodes et les Trombidions.

L'Ixode ricin (*Ixodes ricinus* L.) est particulièrement commun sur les chiens de chasse, mais on peut le rencontrer aussi sur d'autres animaux, tels que les moutons et les bœufs. De plus, on l'observe de temps en temps sur l'homme, en particulier chez les chasseurs ou chez les individus qui fréquentent les landes et les fourrés. Les larves et les nymphes se montrent souvent en abondance sur le corps de petits mammifères, tels que lièvres, lapins, furets, etc. ; mais la femelle fécondée se fixe à demeure sur la peau, dans laquelle elle enfonce son rostre pour absorber le sang. Le plus souvent, cependant, sa présence ne détermine aucun accident, comme l'ont montré les observations de Dubreuilh, Moquin-Tandon, J. Chatin, etc. J'en possède moi-même un exemplaire recueilli sur le bras d'une dame qui n'avait éprouvé qu'une certaine douleur et quelques démangeaisons. Par exception, la piqûre de cet Acarien est le point de départ d'accidents fort graves, comme ceux qu'à signalés Raymondaud, en 1884, au Congrès médical de Copenhague, accidents qui pourraient même entraîner la mort, d'après Chillida. D'autres espèces du même genre sont sans doute susceptibles de s'attaquer à l'homme; mais en somme, comme dans tous les cas précédents, il ne s'agit pas réellement d'une transmission par l'intermédiaire d'un animal.

Ce sont les Trombidions qui vont nous fournir le premier exemple d'une telle transmission. Le Lepte automnal ou Rouget des auteurs est en effet considéré comme la larve hexapode du Trombidion soyeux (*Trombidium holosericeum* L.). On le rencontre principalement sur les petits mammifères : taupes, lièvres, lapins, etc. ; mais il n'est pas très rare non plus sur les chiens, chez les chats et même chez les oiseaux.

D'autre part l'homme est souvent envahi lorsqu'il fréquente, en automne, les taillis ou les plants de groseillers, haricots, etc. Latreille, Raspail, Jahn, Moses, Gudden, White, Johnston, Murray, etc., ont fait connaître les éruptions et les démangeaisons insupportables occasionnées par ces petits Acariens. Mais, ce qu'il importe de signaler ici, c'est que ces parasites sont susceptibles de se transmettre directement de l'animal à l'homme : c'est ainsi que le regretté T.-S. Cobbold a contracté une éruption sur le bras, en caressant un lapin de garenne qui était couvert de Rougets.

β. — Nous arrivons aux parasites stationnaires *permanents*, qui tous vont nous offrir des exemples de transmission directe des animaux à l'homme.

Il s'agira exclusivement d'Acariens appartenant aux familles des *Sarcoptidæ* et des *Demodicidæ*, Acariens qualifiés de psoriques en raison des lésions (psore, gale) qu'ils déterminent dans le tissu cutané.

Les Sarcoptidés psoriques ou *Sarcoptinæ* comprennent les trois genres principaux : *Sarcoptes*, *Psoroptes* et *Chorioptes*, dont le premier seul présente à notre point de vue un réel intérêt, précisément par ce fait que seul il comprend des formes transmissibles à l'homme.

Le Sarcopte de la gale (*Sarcoptes scabiei* Latr.) est une espèce bien connue et dont nous n'avons nullement à refaire ici l'histoire. Nous rappellerons seulement qu'il y a lieu d'en distinguer plusieurs variétés, caractérisées principalement par leurs dimensions et par quelques autres particularités morphologiques.

Une de ces variétés a pour hôte spécial l'homme ; un grand nombre d'animaux domestiques ou sauvages possèdent également leur variété propre ; mais il est bien établi, de par l'observation et l'expérimentation, que ces diverses formes peuvent passer d'une espèce animale sur l'autre, ainsi que sur l'homme lui-même, et que, réciproquement, la variété de l'homme peut être communiquée aux animaux.

Nous allons examiner rapidement celles de ces variétés dont la transmission à l'homme a été nettement constatée.

GALE SARCOPTIQUE DU CHEVAL. — Cette forme de gale, dont l'Acarien (*Sarcoptes scabiei* var. *equi*) a été découvert en 1846 par Eichstedt, est de toute évidence celle dont les anciens auteurs avaient reconnu la transmissibilité à l'homme bien avant que la distinction fût établie entre les trois formes de psore dont le cheval peut être affecté. Les premiers cas de cette contagion du cheval à l'homme paraissent avoir été signalés par Énaux et Chaussier en 1785 ; mais, depuis lors, on en a rapporté un nombre tel, que leur simple analyse suffirait à remplir un mémoire spécial ; nous ne pouvons donc qu'indiquer sommairement les plus saillants.

Robert Fauvet, vétérinaire italien, rapporte qu'en 1820, un fermier avait acheté au marché de Bergame un cheval galeux qu'il monta pour se rendre chez lui : le lendemain il éprouva une forte démangeaison sur tout le corps. Le palefrenier à qui on confia le cheval se gratta beaucoup le lendemain du pansement fait à cet animal. Ces deux hommes communiquèrent ensuite la gale à d'autres personnes de la erme, et successivement plus de trente personnes furent atteintes de la même maladie. Le cheval galeux ayant été vendu à un meunier, celui-ci ne tarda pas à être envahi lui-même, ainsi que ses garçons, qui avaient touché l'animal. Le caractère psorique de l'affection fut reconnu par des médecins distingués. — Mais les exemples les plus caractéristiques de contagion s'observent dans les Écoles vétérinaires et dans les régiments de cavalerie. C'est ainsi que Delafond, en 1856, a vu plusieurs élèves de l'École d'Alfort contracter la gale dans une séance d'exercices de chirurgie portant sur un cheval galeux (1). — De même Sik raconte qu'une gale qui sévissait, en 1791, dans un régiment de hussards anglais, se communiqua à plus de deux cents cavaliers. — Gerlach a fait du reste, sur lui-même et sur des élèves de l'École vétérinaire de Berlin, des essais de transmission du Sarcopte du cheval : il a vu ainsi la gale se développer à des degrés divers.

_____

(1) Le même fait vient précisément de se reproduire sous nos yeux (6 avril 1892).

Chez quelques-uns de ces élèves, elle a été limitée à une période de trois semaines au plus, et s'est alors guérie spontanément ; sur d'autres, elle a persisté de dix-neuf à trente jours, et a nécessité, pour être guérie, des lotions alcalines suivies d'ablutions faites avec l'eau phagédénique.

En somme, les faits d'observation, ainsi que ceux d'ordre expérimental, démontrent que la gale sarcoptique du cheval se transmet à l'homme, mais qu'en général elle est assez fugace et tend à disparaître spontanément.

Aussi bien, cette transmission est-elle relativement rare, si l'on considère la fréquence de la maladie chez le cheval.

Le bœuf ne paraît pas posséder de Sarcopte spécial, et les faits signalés de transmission de la gale du bœuf à l'homme se rapportent vraisemblablement, suivant nous, à la teigne tonsurante.

GALE SARCOPTIQUE DU MOUTON. — Le mouton est assez souvent envahi par une variété de Sarcopte à laquelle on donne le nom de *Sarcoptes scabiei* var. *ovis*. Cet Acarien ne se développe guère que sur les régions dépourvues de laine, et en particulier sur la tête; cependant, j'ai vu l'affection se généraliser et s'étendre jusque sur le dos. En raison de son siège habituel, on donne en France à cette forme de gale le nom de *noir-museau*. Quelques anciennes observations, fort peu précises d'ailleurs, tendaient à faire supposer que la gale du mouton pouvait être transmise à l'homme. En 1858, Delafond, ayant confié aux soins d'un élève de l'École d'Alfort un mouton atteint de gale sarcoptique, vit apparaître sur cet élève une éruption psorique très étendue, qu'on dut traiter après une durée de quarante-neuf jours, et qui ne disparut complètement que quinze jours plus tard. En 1877, Gerlach a tenté lui-même, à diverses reprises et avec succès, la transmission de cette gale à un élève, et chaque fois il se vit obligé de traiter cette maladie expérimentale pour en arrêter l'extension. Toutefois, la contagion du noir-museau du mouton à l'homme doit être pratiquement un fait des plus rares, car depuis plusieurs années j'entretiens des animaux affectés de cette maladie, que j'ai transmise à la chèvre et au chien, et aucune des personnes chargées de les soigner n'a présenté la moindre éruption.

GALE SARCOPTIQUE DE LA CHÈVRE. — Le *Sarcoptes scabiei* var. *capræ* est une forme au moins très voisine de celle qui vit sur le mouton. La gale qu'il détermine débute aussi par la tête, mais ne tarde pas à se généraliser. Walraff, qui l'a vue sévir de 1851 à 1854, dans la vallée de Prättigau, canton des Grisons (Suisse), a constaté qu'elle se transmettait au cheval, au bœuf, au mouton, au porc et surtout à l'homme; elle se propageait surtout d'homme à homme; la maladie affectait d'ailleurs un caractère particulièrement grave. — A Londres, Henderson a vu, en 1851, la gale de la chèvre se communiquer au cheval et de celui-ci à l'homme; ici encore, le prurit était extrêmement violent. Müller, Roloff, Krait ont également vu la gale se transmettre de la chèvre à l'homme.

GALE SARCOPTIQUE DU DROMADAIRE. — Cette forme de psore est due au *Sarcoptes scabiei* var. *cameli*; elle commence d'ordinaire par les endroits où la peau est mince, et ne tarde pas à se généraliser. Sa transmission à l'homme a été notée dès 1819, par le médecin Louis Franck, et plus tard par Straus-Durckheim, Hamon, Biett, P. Gervais. Le cas le plus connu est celui de Biett. En 1827, six dromadaires envoyés d'Égypte au Muséum d'histoire naturelle de Paris furent atteints de la gale. Les gardiens chargés de les soigner contractèrent la maladie, ainsi qu'un palefrenier d'Alfort. « L'éruption avait pris une si grande intensité chez plusieurs d'entre eux, qu'il survint des symptômes d'inflammation gastro-intestinale, et chez deux de ces hommes, vigoureusement constitués, une infiltration générale. » En Arabie, d'après Palgrave, on observe souvent aussi le passage de la gale du chameau à l'homme.

GALE SARCOPTIQUE DU LAMA. — Le Sarcopte du lama serait identique à celui du dromadaire, et la gale qu'il développe présente d'ailleurs les mêmes caractères que celle de ce dernier animal. Delafond et Bourguignon ont constaté, en 1858, la transmission de cette affection à deux élèves de l'École d'Alfort chargés de donner leurs soins à un lama galeux. Il survint des troubles tels qu'on dût traiter la maladie au bout d'un mois.

GALE SARCOPTIQUE DU PORC. — Elle est due au *Sarcoptes scabiei* var. *suis;* elle paraît avoir son siège primitif à la tête et dans les parties supérieures du tronc, mais finit souvent par envahir la totalité du corps. Bateman en Angleterre, Bontekoe et Heckmeyer en Hollande, von Gemmern en Allemagne ont relaté des observations cliniques témoignant de la transmission de la gale du porc à l'homme : tantôt la maladie s'éteignait spontanément au bout d'une dizaine de jours, tantôt elle ne cédait qu'à un traitement approprié. Delafond fut contaminé en disséquant la peau d'un porc galeux : l'affection évolua lentement; mais le trentième jour, comme elle menaçait de se généraliser, on dut avoir recours à des frictions médicamenteuses. D'autre part, Siedamgrotzky rapporte qu'à l'École vétérinaire de Dresde, deux élèves s'étant appliqué sur le bras, au moyen d'un bandage, un fragment de peau provenant d'une truie galeuse, il en résulta une gale très prurigineuse qui, chez l'un, céda d'elle-même au bout de quarante-huit heures, et qu'on fut obligé de traiter chez l'autre.

Gerlach, de son côté, avait déposé sur la peau de l'homme des Sarcoptes provenant d'un *sanglier*. L'éruption qui se produisit fut peu étendue et faiblement prurigineuse; elle disparut sans intervention au bout de huit à dix jours.

GALE SARCOPTIQUE DU CHIEN. — Le *Sarcoptes scabiei* var. *canis* détermine une gale assez commune, débutant le plus souvent par la tête, s'étendant avec rapidité et tuant quelquefois les animaux dans l'espace de deux ou trois mois. La contagion de cette gale à l'homme a été établie depuis longtemps par les observations de Chabert, Grognier, Sauvage, Viborg, Mouronval, etc., etc. Dans une épizootie de gale qui a sévi en 1890 sur les chiens, en Allemagne, des centaines de personnes ont été contaminées; dans l'espace d'un mois, Fröhner a constaté, à Berlin, vingt et un cas de cette contagion. Delafond a vu la maladie envahir un élève chargé de soigner un chien galeux; il a pu recueillir, dans les sillons formés sur la main, des Sarcoptes qu'il a reconnus comme identiques à ceux du chien; au bout d'un mois, on fut obligé de traiter cette gale. Cet observateur a, de plus, déposé sur lui-même et sur trois élèves des Sarcoptes recueillis sur un chien galeux. Sur deux

de ceux-ci, l'éruption a été très fugace. Sur l'autre élève et sur Delafond, la gale s'est bien développée, a persisté six semaines et n'a cédé
qu'à un traitement antipsorique. Gerlach a tenté avec succès un essai
du même genre.

GALE SARCOPTIQUE DU LION.— Alibert rapporte qu'un préparateur d'a-
natomie, chargé de dépouiller une lionne galeuse, contracta la gale,
ainsi que l'artiste chargé de l'empailler, le capitaine du bâtiment qui
l'avait transportée, le domestique de celui-ci et plusieurs autres personnes qui se trouvaient à bord. Rayer cite un fait analogue. Enfin,
Delafond et Bourguignon ont vu une éruption psorique survenir
chez plusieurs personnes qui avaient un contact journalier avec
des lions destinés aux représentations d'un cirque de Paris. Ils trou-
vèrent le même parasite sur les animaux et sur l'homme. De plus, ils
déposèrent sur les bras de quatre personnes des femelles fécondées de
Sarcoptes pris sur ces lions, ainsi que sur une hyène qui avait gagné
leur gale ; une éruption psorique se manifesta, mais s'éteignit sans cause
appréciable du trentième au quarantième jour, et les quatre sujets gué-
rirent sans traitement.

Mégnin attribue la gale du lion à un Sarcopte identique à celui du
loup (*Sarcoptes scabiei* var. *lupi*), qu'il regarde comme donnant lieu à
la variété de psore de l'homme connu sous le nom de *gale norvé-
gienne*.

Nous devons ajouter que nous avons vu nous-même, avec Cadiot, une
gale croûteuse du chien présentant avec cette gale de l'homme une
grande analogie et dans laquelle abondaient les Sarcoptes.

Enfin Rayer a signalé le cas d'un chasseur qui fut atteint d'une gale
croûteuse après avoir dépouillé un *renard* galeux.

GALE SARCOPTIQUE DU WOMBAT. — Il ne nous reste plus à signaler, à
propos du *Sarcoptes scabiei*, que le fait d'un wombat (*Phascolomys ursi-
nus*) du Muséum d'histoire naturelle de Paris, qui transmit sa gale à son
gardien et aux aides-naturalistes chargés de dépouiller le cadavre et
d'en préparer la peau.

Une autre espèce de Sarcopte qui vit sur nos animaux domestiques est le Sarcopte nain (*Sarcoptes minor* Fürstenberg). Il présente deux variétés : l'une dite *S. minor* var. *muris*, qui a pour hôte le surmulot, le rat d'eau, le coati ; l'autre, de plus petite taille, *S. minor* var. *cati*, du chat et du lapin. Cette dernière seule nous arrêtera.

Gale sarcoptique du chat. — Le Sarcopte nain du chat détermine une gale très grave, qui envahit ordinairement la tête, et ne se généralise qu'à la dernière période. La gale du chat peut se communiquer au cheval, au bœuf, au chien, au lapin, à l'homme. Hertwig rapporte qu'une servante, couchant avec un chat galeux et presque entièrement chauve, ressentit de vives démangeaisons accompagnées d'une éruption sur tout le corps. Berthold cite le cas d'une petite fille qui, ayant laissé un chat galeux reposer sur sa poitrine, éprouva des démangeaisons, puis une éruption. Marrel, Hering, Perroncito, Mégnin, Leonhard ont relaté également des cas de contagion de la gale du chat à l'homme.

Enfin, Gerlach a expérimenté sur des élèves de l'École vétérinaire de Berlin et sur lui-même, en déposant, sur la peau du bras, des croûtes provenant de chats galeux : il se développa une gale locale, qui cessa d'elle-même au bout de dix à vingt jours. Il semblerait donc résulter de ces expériences que le Sarcopte du chat ne peut s'acclimater chez l'homme et qu'il ne peut produire qu'une gale éphémère.

On ne possède encore aucun fait bien précis établissant que la gale sarcoptique du *lapin* est transmissible à l'homme ; néanmoins, en raison de l'identité de l'Acarien qui la détermine avec celui de la gale du chat, on peut affirmer *a priori* que cette transmission est possible, d'autant que j'ai réussi à transmettre la gale du chat au lapin.

Parmi les autres formes de gale sarcoptique, nous devons encore citer la gale des pattes des Gallinacés, déterminée par le *Sarcoptes mutans* Rob. — Reynal et Lanquetin qui, les premiers, ont étudié cette affection, ont avancé qu'elle pourrait se communiquer à l'homme, mais n'ont pas donné une preuve sérieuse de cette assertion. Les faits qu'ils citent se rapportent plutôt au Dermanysse qu'au Sarcopte changeant. Ils ajoutent bien que des exemplaires de ce Sarcopte, placés sous un verre de montre fixé sur l'avant-bras de l'homme, ont provoqué une éruption vésiculeuse rappelant celle de la gale. Mais les conditions de cette expérience laissent trop à désirer pour qu'on puisse admettre sans réserve la transmission à l'homme de la psore des gallinacés.

On connaît encore, chez les animaux, d'autres formes de gale occasionnées par des Sarcoptidés des genres *Psoroptes* et *Chorioptes* ; mais il est bien établi à l'heure actuelle qu'elles ne sont nullement transmissibles à l'homme. Les expériences de Delafond et Bourguignon, en particulier, ont montré que si les Psoroptes et les Chorioptes, déposés sur la peau de l'homme, attaquent réellement la peau, ils ne provoquent jamais une gale véritable et succombent dans les quarante-huit heures. Cependant, Schérémétevsky dit avoir vu plus de vingt fois, sur la peau d'individus galeux, le *Chorioptes symbiotes* var. *bovis*, que Bogdanoff décrit sous le nom de *Dermatophagoides Scheremetewskyi* ; Zürn l'a aussi trouvé sur la tête de l'homme affecté d'alopécie ; mais il s'agit là sans doute, de simples coïncidences, dues à la promiscuité des malades avec les animaux, et nous ne pensons pas qu'on puisse voir dans les Acariens en question la cause de l'affection dont ces sujets étaient atteints.

En résumé, parmi tous les Sarcoptidés psoriques qui vivent sur les animaux, deux espèces seulement peuvent être considérées comme susceptibles de passer sur l'homme en donnant lieu au développement de la gale : en premier lieu le *Sarcoptes scabiei*, à un moindre degré le *Sarcoptes minor*.

Avant de quitter le groupe des Acariens, il nous reste encore un type à étudier : c'est le *Demodex folliculorum*, dont les diverses variétés vivent sur l'homme, le chien, le chat, la chèvre, le porc, le mouton, le bœuf, le cheval, etc. Chez le chien, il donne lieu à une forme de gale très grave, connue sous le nom de gale folliculaire. Jusqu'à présent, Zürn est le seul observateur qui ait signalé la transmission de cette affection à l'homme : il dit avoir vu un vétérinaire, un cocher et une femme qui soignaient des chiens atteints de gale folliculaire, présenter aux mains et aux pieds une éruption pustuleuse accompagnée d'un violent prurit : les pustules renfermaient des Demodex. C'est là un fait absolument extraordinaire, si l'on songe que, dans les Écoles et les infirmeries vétérinaires, on panse chaque jour, et sans prendre les moindres précautions, des animaux atteints de cette maladie, sans qu'aucun autre cas analogue ait été jamais observé. Bien plus, les essais d'inoculation directe du pus démodécique du chien à l'homme, tentés par Martemucci, Rivolta et Cornevin ont complètement échoué. Dans un autre sens, Gruby croyait avoir réussi, dans un cas, à transmettre au chien le Démodex de l'homme; mais les tentatives expérimentales de Martemucci et Friedberger, faites dans le même sens, ont encore échoué.

Faute de détails zoologiques suffisants, on est porté à faire de sérieuses réserves sur la réalité de cette transmission, car il est possible que, dans l'observation de Zürn, comme dans l'expérience de Gruby, les individus aient été préalablement envahis par leur propre variété de Démodex.

En tout cas, la prophylaxie de la gale découle, de la façon la plus nette et la plus simple, de l'ensemble des faits qui viennent d'être exposés. Il s'agit simplement d'éviter le contact de tous les animaux qui sont affectés ou soupçonnés d'être affectés de l'une des deux formes de gale dues au *Sarcoptes scabiei* ou au *Sarcoptes minor*; de ne manier qu'avec précautions les objets sur lesquels les Acariens ont pu être déposés; de traiter rapidement et complètement les sujets atteints; enfin de désinfecter les locaux qu'ils habitent, la litière, les harnais, etc.

II. — PARASITES INTERNES.

Si l'on en excepte les Hirudinées, auxquelles appartient entre autres l'*Hæmopis sanguisuga* Moquin-Tandon (1), les endoparasites animaux sont tous des parasites stationnaires.

Mais la plupart d'entre eux offrent des métamorphoses et des migrations complexes qui ne laissent que peu d'intérêt à la question de périodicité ou de permanence de leur parasitisme. Aussi pensons-nous devoir les classer d'après une autre considération.

____

(1) Synon : *Limnatis nilotica* Sav.

Les uns, qu'on pourrait comparer aux parasites temporaires externes, sont simplement communs à l'homme et aux animaux, ou, vivant plus spécialement chez les animaux, peuvent se développer accidentellement chez l'homme. L'homme et les animaux prennent donc ces parasites aux mêmes sources, et la transmission de l'animal à l'homme est le plus souvent médiate : elle a lieu très généralement par l'intermédiaire des boissons ou des aliments que les animaux ont souillés par le dépôt d'œufs ou d'embryons.

Les autres sont toujours transmis directement de l'animal à l'homme pour accomplir chez celui-ci une des phases de leur évolution, et cette transmission a lieu par la consommation de la chair des animaux infestés.

A. — *Parasites passant des animaux à l'homme par transmission médiate.* — Dans ce groupe, on peut établir deux sections : 1° l'une comprenant les parasites qui suivent chez l'homme une évolution identique à celle qu'ils présentent chez les animaux ; 2° l'autre renfermant les parasites qui accomplissent une des phases de leur évolution chez l'homme et l'autre chez l'animal.

1re SECTION. — Pour simplifier l'exposé des faits et éviter la multiplicité de subdivisions toujours un peu arbitraires, nous suivrons simplement ici l'ordre habituel des classifications zoologiques, en partant des Protozoaires pour arriver jusqu'au groupe des Arthropodes.

***

Les Protozoaires dont nous avons à parler tout d'abord appartiennent à la classe des Sporozoaires : ce sont des Coccidies.

La Coccidie oviforme (*Coccidium oviforme* Leuck.) vit dans le foie de divers mammifères, notamment du lapin, où un médecin anglais, Hake, l'a trouvée le premier en 1839. Elle se développe, sous la forme d'une petite masse protoplasmique granuleuse, dans les cellules épithéliales des conduits biliaires et, après s'être entourée d'une coque ou kyste, tombe avec la cellule elle-même dans la lumière du canal. L'accumulation des parasites en certains points de l'organe donne lieu à des traînées ou à des nodosités blanchâtres très facilement reconnaissables.

Les kystes se débarrassent bientôt des débris des cellules qui les contenaient, grossissent sur place, rassemblent en boule leur contenu et enfin sont expulsés dans l'intestin et emportés avec les fèces. Leur évolution ultérieure doit s'accomplir dans l'eau ou dans la terre humide; au bout de quelques jours, leur contenu se divise en deux, puis en quatre sporoblastes qui s'entourent d'une membrane, constituent ainsi des spores et ne tardent pas à se différencier en deux *corpuscules falciformes* accolés, disposés en sens inverse l'un de l'autre et accompagnés d'un reliquat protoplasmique.

C'est dans cet état que les kystes, répandus dans les eaux ou sur les aliments, doivent parvenir dans l'organisme : ils se désagrègent dans le tube digestif, mettant en liberté les spores, qui se rompent elles-mêmes et donnent issue aux corpuscules falciformes. Il est probable que ceux-ci, passant à l'état amœboïde, pénètrent alors dans le canal cholédoque jusque dans les conduits biliaires, dont ils vont envahir les cellules épithéliales.

Si le lapin est, comme nous l'avons dit, l'hôte habituel de la Coccidie oviforme, on a cependant trouvé celle-ci dans le foie d'autres mammifères et même de l'homme, ainsi qu'il résulte des observations de Gubler, Dressler, Leuckart, etc. Il y a lieu de supposer que l'homme tire ses Coccidies du lapin, et qu'il contracte ces parasites par l'usage d'eaux non filtrées ou de salades souillées par les kystes qu'a rejetés cet animal.

Une autre espèce de Coccidie observée chez l'homme est la Coccidie perforante (*Coccidium perforans* Leuck.), qui évolue de la même manière, quoique plus rapidement, et a son siège spécial dans les cellules de l'épithélium intestinal, où Eimer l'a rencontrée à l'Institut pathologique de Berlin. Or, il existe fréquemment dans l'intestin du lapin des Coccidies analogues, et il est encore permis de supposer ici que c'est le lapin qui les transmet à l'homme par l'intermédiaire des aliments et des boissons.

Signalons aussi dans l'intestin du chien des Coccidies particulières, découvertes par Rivolta, étudiées ensuite par Railliet et Lucet, et auxquelles le naturaliste américain Stiles a donné récemment le nom de *Coccidium bigeminum*. Elles siègent à l'intérieur et vers la pointe des villosités et sont remarquables par ce fait qu'on les trouve presque toujours accolées deux à deux. Avec Lucet, nous avons trouvé dans les fèces d'une femme et de son enfant, tous deux atteints depuis longtemps de diarrhée chronique, des Coccidies offrant à peu près les mêmes dimensions que celles-ci, et qu'il y a peut-être lieu d'assimiler à celles du chien. Ce qui nous porte d'ailleurs à émettre cette opinion, c'est que Kjellberg, à Stockholm, a trouvé, précisément dans l'intérieur des villosités, chez l'homme, des Coccidies analogues. Il y a évidemment des recherches à poursuivre de ce côté, d'autant que cette coccidiose est très fréquente chez le chien et que peut-être l'homme se trouve infesté par cet animal.

La classe des Infusoires nous offre à étudier maintenant deux espèces communes à l'homme et aux animaux : le *Lamblia intestinalis* et le *Balantidium coli*.

Le *Lamblia intestinalis* Lambl, 1859, *nec* 1875, est un très petit Flagellé qui vit dans l'intestin grêle de divers mammifères, où il se fixe, au moyen d'une large ventouse à bords contractiles, sur les cellules épithéliales des villosités. On le rencontre surtout dans le duodénum et le jéjunum. Dans la première portion du gros intestin, il se montre déjà enkysté sous l'aspect de corpuscules ellipsoïdes pourvus d'une enveloppe assez épaisse, comme l'a constaté Perroncito. C'est à cet état d'enkystement qu'il se trouve expulsé avec les fèces, et c'est par l'intermédiaire de ces individus enkystés que s'effectue la transmission du parasite, ainsi que l'ont démontré expérimentalement Perroncito sur la souris, Grassi sur le surmulot et Calandruccio sur lui-même. Lambl paraît l'avoir observé le premier, en 1859, dans les mucosités gélatineuses de l'intestin des enfants; il le décrivit sous le nom de *Cercomonas intestinalis*. Depuis cette époque, il a été revu assez fréquemment chez l'homme, en Italie par Grassi et Perroncito, et peut-être à Calcutta par Cunningham.

Il existe parfois en telle quantité dans l'intestin grêle qu'il recouvre une partie considérable de la muqueuse et arrive par conséquent à gêner l'absorption. De plus, d'après Grassi, certaines diarrhées accompagnées d'anémie sont manifestement le fait de ce parasite.

On l'a rencontré aussi chez les Muridés (souris, rats, campagnols), chez le chat, le chien, le mouton et le lapin. Ce sont probablement les souris et les rats qui, dans la généralité des cas, le communiquent à l'homme en souillant de leurs excréments le pain ou les autres substances alimentaires.

Il est donc indiqué de soustraire autant que possible les substances en question au contact de ces animaux.

Le *Balantidium coli* Stein est un gros Infusoire cilié, mesurant 70 à 100 μ de long sur 50 à 70 μ de large, qui a été découvert en 1856 par le professeur Malmsten, de Stockholm, dans les selles d'un homme qui, deux ans auparavant, avait souffert d'une violente attaque de choléra et qui depuis lors se plaignait de troubles digestifs s'accompagnant alternativement de diarrhée et de constipation. Peu de temps après, cet observateur rencontra le même infusoire dans le cæcum et le côlon d'une femme qui avait succombé à une colite chronique. Après lui, divers médecins l'ont également retrouvé chez l'homme dans des cas de typhus, de diarrhée, de dysenterie, etc., tant en Suède qu'en Russie, en Italie, en Chine, en Cochinchine, etc. En outre, Leuckart a montré, dès 1863, que le même parasite se rencontre constamment et en grande abondance dans le gros intestin du porc, en Saxe. Il a été ensuite observé avec une fréquence variable dans les différentes parties de l'Allemagne, en Suède, en Italie, en Russie et en France, chez le même animal : à Alfort, nous l'avons trouvé sur tous les porcs examinés en 1886 ; Neumann l'a vu également à Toulouse.

Cet Infusoire se reproduit par scission transversale après conjugaison. D'autre part, quand il a été expulsé de l'intestin avec les excréments, il ne tarde pas à perdre ses cils et à s'enkyster. Or, ce sont ces kystes qui servent à la propagation du parasite : doués en effet d'une grande force de résistance aux influences extérieures, ils sont emportés par le vent ou par la pluie, et c'est sans doute en absorbant l'eau qui les renferme ou les aliments qui en sont souillés que le porc s'infeste. Introduits dans le tube digestif, ils résistent à l'action du suc gastrique ; l'Infusoire n'est mis en liberté que dans l'intestin grêle et passe de là dans le gros intestin, où il se nourrit et se multiplie. Nous devons dire cependant que Calandruccio et Grassi n'ont pu développer le *Balantidium* chez l'homme par l'ingestion de kystes provenant du porc, ce qui

leur fait émettre le soupçon d'une différence spécifique entre les parasites de ces deux hôtes. Déjà Wising avait noté que l'Infusoire atteint
chez l'homme une taille moins considérable que chez le porc. Quant à
son influence pathogénique, nous nous bornerons à dire que, chez le
porc, il vit dans un intestin tout à fait sain, tandis qu'on ne l'a encore
vu chez l'homme que dans des cas de maladie. En présence de ce fait,
et malgré les réserves qui précèdent, il y a lieu de prendre de sérieuses
précautions à l'endroit des eaux ou des substances alimentaires qui auraient pu être souillées plus ou moins directement par le fumier de
porc.

*
* *

Nous arrivons à l'examen des parasites qu'on range dans le groupe
des Helminthes, groupe assez peu homogène si on ne considère que le
côté purement zoologique, mais qu'il convient de conserver si l'on se
place spécialement au point-de vue de l'hygiène.

Et d'abord, nous avons à mentionner quelques Ténias. — *Le Tænia
serrata* Göze vit dans l'intestin grêle du chien, et sa larve (*Cysticercus pisiformis* Zeder) se rencontre dans le péritoine des lièvres et des
lapins. — D'après Vital, ce Ténia aurait été rencontré deux fois chez
l'homme, en Algérie. Selon la remarque de R. Blanchard, il y a lieu de
faire, à l'égard de ces deux observations, les plus expresses réserves.
Nous croyons donc inutile d'insister.

Le Tænia canina L. (*Tænia cucumerina* Bloch ; *Dipylidium cani-
num*) est aussi, sous sa forme adulte, un parasite de l'intestin grêle
du chien. On a longtemps ignoré quel était son hôte à l'état larvaire.
C'est un élève de Leuckart, Melnikoff, qui, en 1869, fit connaître les
migrations de ce ver. Il reconnut que la larve est un cysticercoïde se
développant dans la cavité du corps d'un Ricin parasite du chien, le
Trichodectes canis. C'est donc en faisant la chasse aux Trichodectes
qui vivent sur sa peau que le chien ingère les cysticercoïdes hébergés
par ceux-ci, et contracte le *Tænia canina*. — Pourtant, la plupart des
helminthologistes avaient mis en doute la constance de cette migration, en faisant remarquer que le *Trichodectes canis* est un parasite

relativement rare, tandis que le *Tænia canina* est des plus communs. Or, Grassi a récemment démontré que la larve de ce Ténia se rencontre habituellement dans la Puce du chien (*Pulex serraticeps*). On doit admettre, par conséquent, que le chien s'infeste surtout en mangeant ses Puces. Mais le chien n'est pas le seul hôte du Ténia dont il s'agit. — Sans parler du *Tænia elliptica* du chat, qui est probablement identique, il n'est pas rare de rencontrer le même ver chez les enfants : on en connaît actuellement plus de vingt cas, observés dans les diverses contrées de l'Europe. La raison de ce fait est évidemment la promiscuité dans laquelle vivent si volontiers les enfants et les chiens : il suffit en effet qu'une Puce infestée de cysticercoïdes vienne s'engluer dans les aliments d'un enfant, pour que celui-ci soit exposé à contracter le Ténia. — Et la conclusion qui s'impose au point de vue prophylactique, c'est d'éviter la promiscuité dont nous venons de parler; on verra du reste dans un instant que d'autres faits parlent dans le même sens.

Le Ténia nain (*Tænia nana* von Siebold) est un petit ver de 10 à 25 millimètres de long qui a été découvert en 1851, par Bilharz, au Caire, dans l'iléon d'un jeune homme mort de méningite ; il a été retrouvé depuis, non seulement en Égypte, mais aussi en Amérique, en Angleterre et en Italie. — D'après Grassi, ce ver serait identique au Ténia des Muridés (*Tænia murina* Dujardin), qui habite l'intestin du surmulot, de la souris, du *Mus pumilus* et du lérot, et qui accomplit sa phase larvaire (*Cercocystis Tæniæ murinæ*) dans la muqueuse même de son hôte définitif. Mais les observations et les expériences de Grassi ne sont pas assez précises pour nous faire admettre cette identité, et nous devons attendre de nouvelles recherches pour être fixés sur le point de savoir si le *Tænia nana* peut être réellement communiqué à l'homme par les petits Rongeurs.

Le même auteur a fourni des données plus précises relativement au *Tænia diminuta* Rud. (*T. leptocephala* Creplin), parasite aussi de l'intestin grêle de divers Muridés. Ce ver paraît être réellement identique à celui qui a été décrit chez l'homme sous le nom de *Tænia flavo=punctata*, et qui a été observé à diverses reprises en Amérique et en Italie.

Sa larve, qui est encore un *Cercocystis* (*C. Tæniæ diminutæ*), vit chez un Lépidoptère (*Asopia farinalis* à l'état de chenille et de papillon), chez un Perce-Oreille (*Anisolabis annulipes*) et chez divers Coléoptères (*Axis spinosa, Scaurus striatus*). L'hôte habituel serait l'*Anisopia*.

En faisant prendre ces larves à des rats blancs, Grassi et Rovelli ont obtenu le développement du Ténia dans l'intestin. La même expérience a été faite sur deux hommes adultes ; l'un d'eux resta indemne, mais on trouva dans les selles du second, au bout de quinze jours, des œufs identiques à ceux du *Tænia flavo-punctata;* peu de temps après, l'extrait éthéré de fougère mâle provoqua l'expulsion de nombreux Ténias inermes se rapportant parfaitement à cette espèce.

C'est donc en ingérant avec ses aliments des insectes infestés par les rats que l'homme doit contracter ce parasite. Aussi ne l'a-t-on observé jusqu'à présent que chez des enfants, qui ont la fâcheuse habitude de porter à la bouche tous les corps placés à leur portée.

*
* *

Si des Cestodes nous passons aux Trématodes, nous trouverons encore une série de parasites communs à l'homme et aux animaux. Nous voulons parler des Distomes.

Le Distome hépatique (*Distoma hepaticum* L.) plus connu des vétérinaires français sous le nom de *Douve du foie*, se rencontre surtout dans les canaux biliaires du mouton : mais on peut l'observer aussi chez d'autres mammifères, tels que le bœuf, la chèvre, le chameau, le lama (Delafond), le cheval, l'âne, le cochon, le lapin domestique, le lapin de garenne, le lièvre, le cobaye (Sonsino), etc... — On l'a même trouvé chez l'homme. Il est répandu dans toute l'Europe, sauf l'Islande, en Afrique, dans les deux Amérique et en Australie. Sa présence détermine une affection hydrémique, connue sous le nom de *cachexie aqueuse :* nous croyons avoir démontré d'ailleurs que c'est un véritable suceur de sang. — Ce ver est hermaphrodite et émet des œufs qui sont entraînés avec la bile dans l'intestin et évacués avec les excréments. Le développement de l'embryon ne s'achève qu'à l'extérieur du corps de l'hôte, sous l'influence de l'humidité et d'une température modérée.

L'embryon sort de l'œuf en soulevant un opercule situé à l'un des pôles ; couvert de cils vibratiles, il nage avec une grande rapidité dans l'eau, jusqu'à ce qu'il ait rencontré l'hôte qui lui convient. — D'après les recherches de Weinland, Leuckart et Thomas, cet hôte est un petit Gastéropode d'eau douce, la limnée naine (*Limnæa truncatula* Müll.). Lorsque l'embryon de Douve a rencontré cette limnée, il enfonce dans ces tissus l'appareil perforateur dont il est muni à son extrémité antérieure, et pénètre ainsi dans la chambre respiratoire du mollusque, où il ne tarde pas à perdre son revêtement ciliaire et à se transformer en une *Sporocyste* ovoïde. Celle-ci, qui parfois se multiplie par scission, donne naissance à plusieurs *Rédies* qui s'échappent du sac maternel et vont se fixer dans des organes variés de la limnée. Ces Rédies donnent elles-mêmes naissance, soit à des Rédies-filles, soit à des *Cercaires*, c'est-à-dire à des organismes qui offrent déjà les caractères des Distomes, mais possèdent une queue et sont dépourvus d'organes génitaux. Ces Cercaires abandonnent le corps du mollusque, nagent dans l'eau ambiante et vont en définitive se fixer sur une plante aquatique, où elles s'enferment, après avoir perdu leur queue, dans un petit kyste protecteur d'une blancheur de neige. — C'est donc en consommant ces plantes que les animaux doivent s'infester : le kyste, parvenu dans l'estomac, se désagrège et met en liberté le ver, qui probablement pénètre dans le foie par le canal cholédoque. — Les observations de Distome hépatique chez l'homme, recueillies jusqu'à présent, dépassent une vingtaine ; la plupart se rapportent à des Distomes du foie, mais quelques-unes ont trait, cependant, à des Distomes erratiques rencontrés dans les vaisseaux et dans des tumeurs sous-cutanées. — Il faut dire aussi que, chez les animaux, les Distomes erratiques ne sont pas très rares, notamment chez le bœuf. — L'homme s'infeste évidemment en consommant des plantes sur lesquelles des Cercaires se trouvent enkystées, notamment du cresson. Il est donc à recommander de ne pas recueillir, pour l'alimentation, les plantes aquatiques qui croissent dans les endroits fréquentés par les moutons ; dans tous les cas, il convient de les laver, de les nettoyer, de les émonder avec soin, et surtout de se débarrasser de la partie inférieure des tiges, qui est le lieu de prédilection des Cercaires.

Le Distome lancéolé (*Distoma lanceolatum* Rud.) est une espèce de plus petites dimensions, qui habite également les canaux biliaires du mouton et de divers autres herbivores : âne, bœuf, chèvre, porc, lapin, etc... On en connaît jusqu'à présent cinq cas chez l'homme. Au point de vue pathogénique, il paraît avoir une influence analogue à celle du Distome hépatique, mais infiniment moins accusée. — Son évolution n'est pas encore bien connue : Willemoes-Suhm avait cru obtenir son développement chez une Planorbe (*Planorbis marginatus*) sous la forme de *Cercaria cystophora;* mais nous avions fait depuis longtemps, avec Ercolani, des réserves expresses sur la réalité du fait, qui est aujourd'hui absolument controuvé. Piana, de son côté, a considéré le *Cercaria longicaudata*, qui se développe dans l'*Helix carthusiana*, comme représentant l'état larvaire du Distome lancéolé; et pourtant il est difficile d'admettre *à priori*, en raison du revêtement cilié de l'embryon, que l'hôte intermédiaire soit représenté par un Mollusque terrestre. De nouvelles recherches sont donc nécessaires pour déterminer exactement cette évolution, et par conséquent pour établir les mesures prophylactiques qu'il conviendrait de prendre à l'égard de cette espèce.

On connaît encore quelques autres espèces de Distomes qui se rencontrent à la fois chez les animaux et chez l'homme; mais elles n'ont pour nous qu'un intérêt secondaire.

Ainsi, le *Distoma truncatum* Ercolani (*Distoma Conus* Creplin) a été rencontré dans le foie du chien, du chat, du renard et du phoque, et a reçu des différents observateurs des noms très variés. Il faut en rapprocher le *Distoma conjunctum* Cobbold, recueilli en 1858 dans les canaux biliaires d'un renard américain (*Vulpes fulvus*) et retrouvé en 1872, par Lewis et Cunningham, à Calcutta, dans le foie du chien paria. M' Connell y rapporte un ver qu'il a trouvé à Calcutta dans le foie de l'homme. Le parasite de Cobbold semble bien identique au *Distoma Conus;* partant, il est probable que celui de M' Connell doit se rattacher à la même espèce. On n'en connaît pas l'évolution.

Le Distome de Chine (*Distoma sinense* Cobbold), encore appelé *D. spathulatum* Leuck., *D. hepatis endemicum* seu *perniciosum* Baelz, *D. hepatis innocuum* Baelz, *D. Japonicum* R. Bl., a d'abord été recueilli dans l'Inde et à l'île Maurice, par M' Connell et Macgregor, en 1874-78, dans les canaux biliaires de Chinois qui avaient succombé à des troubles hépatiques paraissant tenir à la présence du parasite.

Depuis lors, il a été revu fréquemment au Japon, par divers médecins. D'autre part, Ijima, en 1886, a signalé la présence de ce même ver dans le foie du chat; et nous avons pu voir nous-même à l'Exposition universelle de Paris, en 1889, des échantillons de Distomes du foie du chat, envoyés par l'École agricole et forestière de Komaba (Japon) sous le nom de *Distoma endemicum*. — Évolution inconnue.

Le Mésogonime de Westermann (*Mesogonimus Westermanni* Kerbert) était naguère encore classé parmi les Distomes, sous les noms de *Distoma Ringeri* Cobbold, *D. pulmonale* Baelz. Assez répandu dans l'Asie orientale (Japon, Chine, Corée), il vit en parasite dans le poumon de l'homme, où il a été rencontré pour la première fois à Formose par le D' Ringer. Mais il avait déjà été observé en 1878, par Kerbert, dans le poumon d'un tigre royal. De plus, il doit se développer aussi chez le chien, car, parmi les échantillons de parasites envoyés par le Japon à l'Exposition de 1889, se trouvaient des *Distoma pulmonale* des bronches du chien. Patrick Manson a suivi l'évolution de son embryon, et l'a vu sortir de l'œuf pour nager en liberté; mais on ignore jusqu'à présent quel est le sort ultérieur de cet embryon (1).

En somme, on ne connaît encore, en ce qui a trait aux formes précédentes, que l'évolution du *Distoma hepaticum*. Néanmoins, on peut admettre que les autres espèces ont un mode de développement analogue, et recommander dans tous les cas d'éviter l'usage d'eaux ou de plantes aquatiques provenant des localités que fréquentent les animaux susceptibles de posséder ces parasites.

*
* *

En quittant les Trématodes, nous nous trouvons en présence des Acanthocéphales, dont nous n'aurons que quelques mots à dire.

---

(1) Nous pourrions encore citer ici le Gynécophore hématobie *(Gynecophorus hæmatobius* Bilharz), qui vit dans la veine porte et les veines du petit bassin, chez l'homme, et que Cobbold a trouvé en outre chez le *Cercopithecus fuliginosus*. C'est le Ver qu'on désigne habituellement sous le nom de Bilharzie.

En 1857, Lambl, médecin de Prague, faisant l'autopsie d'un enfant de neuf ans, mort de leucémie, trouva dans l'intestin grêle un Acanthocéphale qu'il décrivit sous le nom d'*Echinorhynchus hominis*. Les auteurs qui ont examiné la description et la figure de Lambl ont cherché à rattacher ce ver à des espèces déjà connues. Ainsi, Ant. Schneider était d'avis qu'il s'agissait de l'*Echinorhynchus Gigas* Gœze, parasite habituel du porc, dont la larve vit, d'après lui, dans la larve du hanneton, et, d'après Kaiser, dans celle de la cétoine. Leuckart, au contraire, tend plutôt à l'assimiler à *Echinorhynchus angustatus* Rud., espèce assez commune chez les poissons d'eau douce, ou à *Echinorhynchus spirula* Olfers, qui se voit chez certains singes. En présence de ces divergences, il n'y a pas lieu de nous arrêter plus longtemps sur ce parasite.

Grassi et Calandruccio ont étudié récemment une autre espèce d'Échinorynque qui habite l'intestin grêle du surmulot et du loir : il s'agit probablement, à leur avis, de l'*Echinorhynchus moniliformis* Bremser, que Diesing avait déjà rencontré en Autriche chez le campagnol des champs et le hamster. C'est un Coléoptère assez répandu, le *Blaps mucronata* Latr., qui héberge sa larve, et dans quelques cas les observateurs italiens ont trouvé plus de 100 larves dans le même Blaps. Or, le 26 décembre 1887, un certain nombre de ces larves furent administrées à un rat blanc ; Calandruccio ingéra le reste. Le 10 janvier suivant, on retrouvait dans l'intestin du rat un grand nombre d'Échinorynques, mesurant un centimètre de longueur. Le 15 janvier, Calandruccio fut pris de violentes coliques, accompagnées d'un peu de diarrhée, de bourdonnements dans les oreilles, de fatigue, de somnolence. Le 1er février, il trouva pour la première fois dans ses fèces quelques œufs d'Échinorynques. Le 13 février, les douleurs abdominales devinrent tellement intenses qu'il se vit forcé de prendre un anthelminthique : il rendit alors cinquante-trois Échinorynques bien développés.

L'année précédente, les deux mêmes auteurs avaient trouvé dans les fèces d'une jeune Sicilienne des œufs d'Échinorynque qu'ils pensent pouvoir rapporter à cette espèce ; mais cette observation est demeurée incomplète. En tout cas, l'expérience précédente est des plus instructives, puisqu'elle démontre que l'*Echinorhynchus moniliformis* des petits rongeurs peut évoluer dans l'organisme de l'homme. A la vérité, les conditions de ce développement doivent être bien rarement remplies, car il faut supposer à un homme une forte dose de distraction pour admettre qu'il puisse ingérer un Blaps, c'est-à-dire un insecte de la taille d'un hanneton. Disons cependant qu'on a signalé une dizaine de cas de ce genre, mais dans lesquelles les insectes étaient rendus sans avoir été digérés. D'autre part, les femmes égyptiennes, au dire de Fabricius, mangent des *Blaps sulcata* cuits dans le beurre, en vue de se donner de l'embonpoint.

L'ordre des Nématodes nous offre à considérer des formes un peu plus nombreuses et plus variées.

En tête de celles-ci se placent les Ascarides. *L'Ascaris mystax* Zeder est commun dans l'intestin grêle du chat, du chien et de divers carnivores sauvages. De plus, quelques observations recueillies par Pickells, Bellingham, Leuckart, Cobbold, etc. démontrent qu'il peut se rencontrer aussi chez l'homme. — Il subit un développement direct, sans hôte intermédiaire. L'embryon se forme lorsque l'œuf est maintenu dans un milieu humide ; la sécheresse suspend son évolution, bien qu'elle ne détruise sa vitalité qu'au bout d'un temps assez long ; une fois formé, il demeure ordinairement dans la coque. — Les essais d'infestation directe n'ont pas jusqu'à présent donné de résultats réellement positifs ; néanmoins toutes les observations qu'on a pu faire plaident en faveur d'un développement direct. — Dans ces derniers temps, Grassi a ingéré à différentes reprises des Ascarides du chat sans parvenir à les garder vivants dans son tube digestif ; il a pris de même, avec Calandruccio, des œufs embryonnés de l'Ascaride du chien, mais n'a obtenu que des résultats négatifs. Aussi tend-il à admettre que l'occurrence de ce ver chez l'homme est au moins douteuse. — Il est bien difficile d'accepter une telle conclusion, contraire aux faits cités plus haut, d'autant plus que le mode d'infestation des animaux eux-mêmes offre encore certaines obscurités. En tout cas, il nous paraît y avoir ici un motif de plus, pour l'homme, d'éviter toute promiscuité avec le chien.

Divers auteurs ont admis que l'*Ascaris lumbricoïdes* L., de l'homme, était quelquefois aussi parasite du bœuf ; mais les recherches de Neumann ont montré que l'Ascaride du bœuf constitue réellement une espèce à part (*Ascaris vitulorum* Gœze). De même, Dujardin a montré que l'Ascaride du porc, qu'on a également voulu identifier à l'Ascaride lombricoïde, représente une espèce non moins distincte (*Ascaris suilla* Duj.).

Nous ne ferons qu'une simple mention de l'*Oxyurus vermicularis* L., parasite du gros intestin de l'homme. D'après Zürn, ce ver se rencontrerait exceptionnellement chez le chien. Peut-être s'agit-il plutôt de l'*Oxyurus compar*, trouvé par Leidy dans l'intestin grêle du chat.

L'Eustrongle géant (*Eustrongylus Gigas* Rud.), le plus grand des Nématodes, se développe ordinairement dans les reins. Il est surtout fréquent chez les mammifères ichtyophages, tels que la loutre, le vison d'Amérique, le phoque, etc. ; mais on le rencontre encore chez d'autres carnivores, comme le chien, le loup, le putois, la martre, et même chez des herbivores, tels que le cheval et le bœuf. Enfin on possède plusieurs observations authentiques relatives à sa présence chez l'homme.

Les phases de son évolution sont encore inconnues ; toutefois Schneider et Leuckart admettent, avec beaucoup de vraisemblance, que cette évolution doit comporter le passage par un hôte intermédiaire, représenté par quelque espèce de poisson.

Diesing a donné le nom de *Strongylus longevaginatus* à un ver trouvé en 1845, par le docteur Jortsits, de Klausenbourg en Transylvanie, dans le poumon d'un enfant de six ans, mort de maladie inconnue. Leuckart, qui en reçut de Diesing deux exemplaires, est d'avis que ce ver n'est autre que le *Strongylus paradoxus* Mehlis, hôte habituel des voies respiratoires du porc.

En 1888, J. Chatin a communiqué à l'Académie de médecine de Paris des exemplaires de cette dernière espèce, trouvés dans des déjections d'un malade atteint de troubles gastro-intestinaux, malade qui faisait, durant une partie de l'année, un grand commerce de viande fraîche de porc. Mais il probable qu'il s'agit ici d'un cas de pseudo-parasitisme, la présence du ver dans le tube digestif étant un fait anormal, qui ne peut guère s'expliquer que par l'ingestion directe de vers contenus dans la viande.

On ne connaît pas encore l'évolution de ce Strongle paradoxal, mais tous les essais d'infestation directe tentés jusqu'à présent sur le porc sont demeurés sans résultat. Il est possible que sa larve doive passer par un hôte intermédiaire.

Nous ne nous arrêterons pas à l'Ankylostome (*Uncinaria duodenalis* Dubini), qui n'a été signalé que d'une façon exceptionnelle chez le Gorille et chez le Gibbon noir.

Un autre ver fort intéressant est la Filaire de Médine (*Filaria medinensis* Velsch), dont on ne connaît jusqu'à présent que la femelle. Cette Filaire est propre aux pays chauds : elle est commune en Afrique, depuis la côte de Guinée (ce qui lui a valu le nom de Guinea-worm), jusqu'en Égypte ; en Asie, elle est répandue en particulier dans presque toute l'Arabie ; enfin elle est devenue endémique dans diverses localités de l'Amérique du Sud. — On la connaît surtout comme parasite de l'homme, dont elle envahit d'ordinaire le tissu conjonctif sous-cutané ; mais elle se rencontre aussi chez divers animaux. D'après Avenzoar et de Marchais, elle s'attaquerait fréquemment au bœuf ; Clarkson, Fleming, Burke l'ont observée chez le cheval, dans l'Inde ; d'autres observateurs l'ont vue chez le chien, en Amérique, dans l'Inde et en Égypte, puis chez le guépard, le *Canis lupaster* et le chacal. Chez les Carnivores, elle paraît même se montrer en plus grand nombre que chez l'homme. — Et, fait curieux à noter, elle attaque fréquemment ces animaux dans la Basse-Égypte, tandis qu'elle ne semble pas, jusqu'à présent, s'être acclimatée chez les indigènes de cette région. — Les migrations de cette espèce ont été déterminées par Fedtchenko. Les embryons émis par la Filaire doivent parvenir dans l'eau : ils pénètrent alors par effraction dans la cavité du corps de petits Crustacés d'eau douce appartenant au genre *Cyclops*, et y subissent une mue qui les amène à l'état larvaire. On est porté à admettre qu'ils doivent alors réintégrer l'organisme de l'homme ou des animaux lorsque ceux-ci boivent l'eau contenant les Cyclopes, ces Crustacés passant inaperçus en raison de leur taille exiguë. Cependant, Fedtchenko a tenté sans succès d'infester deux jeunes chiens et un chat, en leur

faisant prendre dans du lait et de l'eau des Cyclopes remplis de larves.
Il est indiqué en tout cas, dans les régions où se rencontre la Filaire de
Médine, de ne faire usage que d'eau filtrée.

Mentionnons en outre, dans le même genre, la Filaire cruelle (*Filaria
immitis* Leidy), qui vit dans le cœur droit et les artères pulmonaires
du chien, plus rarement dans le tissu conjonctif sous-cutané ou inter-
musculaire. Sauzade paraît l'avoir vue aussi chez le renard, et Bowlby
l'a signalée récemment chez l'homme, mais ses observations auraient
besoin d'être contrôlées. — Évolution inconnue.

*
* *

Les *Hœmopis*, qui se présentent maintenant à notre examen, n'appartiennent plus au groupe des Helminthes : ce sont des Annélides.

L'Hémopis sanguisugue (*Hæmopis sanguisuga* Moquin-Tandon) (1)
connue en France sous les noms vulgaires de *Sangsue de Cheval* ou de
Voran, se rencontre çà et là, dit-on, dans le centre et le nord de l'Europe ; mais elle est commune dans le midi, et se montre infiniment plus
abondante encore dans le nord de l'Afrique, depuis le détroit de Gibral-
tar jusque sur les côtes de Syrie.

Cette Sangsue vit dans les mares, les fossés et les petites sources, où
elle se reproduit. Son développement est direct.

Contrairement à ce que nous avons vu pour les parasites internes
qui précèdent, elle ne présente, en réalité, qu'un parasitisme tempo-
raire ; sa nourriture se compose, en effet, de sang ; mais, comme ses
mâchoires sont trop faibles pour percer la peau des mammifères, elle
cherche à pénétrer dans les cavités naturelles, pour s'attaquer aux
muqueuses. C'est ainsi qu'on la rencontre dans la bouche, l'arrière-
bouche, le larynx, les fosses nasales, etc. des chevaux, des mulets, des
bœufs, des chameaux et des autres animaux qui vont à l'abreuvoir.

---

(1) Des recherches récentes de R. Blanchard, il résulte que l'Hirudinée signalée
sous ce nom comme s'attaquant à l'homme et aux animaux en Afrique, n'est autre
que *Limnatis nilotica* Sav., et que *Hœmopis sanguisuga* Bergmann, d'Europe, est
identique à *Aulastoma gulo* Moquin-Tandon.

L'homme lui-même est sujet à ses attaques lorsqu'il boit sans précaution dans les sources. Une fois gorgée, la Sangsue peut se détacher et se laisser glisser dans l'eau quand l'animal retourne à l'abreuvoir.

*
* *

Le dernier parasite que nous ayons à examiner dans cette section est un Arthropode, la Linguatule rhinaire (*Linguatula rhinaria* Pilger, *Pentastoma tænioides* Rud.).

A l'état adulte, cette espèce vit dans les cavités nasales du chien, du loup, du renard, plus rarement dans celles du cheval, du mulet et de la chèvre. Une seule fois on l'a rencontrée chez l'homme. Son évolution est assez compliquée.

Les œufs, déposés en nombre immense, par les femelles, dans les fosses nasales, sont expulsés avec le mucus, surtout par le fait des éternuements de l'hôte. Ils peuvent se trouver rejetés dans les flaques d'eau, sur l'herbe des prairies, et, en général, sur les aliments des herbivores; repris par ces animaux, ils arrivent dans l'estomac, où la coque se trouve détruite sous l'influence du suc gastrique. L'embryon, qui s'était formé avant la ponte, est ainsi mis en liberté; il traverse la paroi de l'intestin et va se fixer dans les ganglions mésentériques, dans le foie ou dans le poumon. Là il subit neuf mues successives, qui exigent environ vingt-trois semaines; après quoi il est à l'état de larve définitive, forme qu'on désigne encore aujourd'hui sous le nom de Linguatule denticulée (*Linguatula serrata* Frölich). Cette larve a été fréquemment observée dans les viscères et en particulier dans les ganglions mésentériques, le foie et le poumon d'un grand nombre de mammifères : mouton, bœuf, chèvre, chameau, cheval, chat, lapin, lièvre, cobaye, surmulot, etc., etc.

Elle a même été trouvée assez souvent chez l'homme, d'abord par Zenker, à Dresde, puis par d'autres observateurs, dans diverses parties de l'Allemagne, en Suisse, en Russie, en Autriche. Il n'est pas impossible que ces larves arrivent quelquefois, en traversant les bronches, à gagner les cavités nasales de leur hôte : Gurlt a trouvé, en effet, des larves libres dans la trachée d'un lièvre et d'une chèvre. En général, cependant, la migration définitive s'effectue d'une façon quasi-passive, et les larves sont condamnées à périr si les viscères de leur hôte ne sont pas dévorés, en temps voulu, par un carnassier. Mais que ces viscères soient abandonnés à un chien, par exemple : les larves, mises en liberté par la déchirure des tissus, tendront à gagner immédiatement les cavités nasales, par la voie des narines ou des orifices gutturaux.

Elles y subiront une nouvelle et dernière mue, et parviendront ainsi à l'état adulte. On a vu que l'homme peut héberger et la larve et la forme adulte. Il contracte évidemment la première par l'ingestion d'aliments ou de boissons souillés par les œufs que laissent, d'ordinaire, échapper les chiens ; quant au mode suivant lequel la forme adulte se développe dans les cavités nasales, on peut supposer qu'il s'agit soit d'une ingestion de viande crue, soit d'une migration directe dans les voies respiratoires de larves fixées dans le poumon.

2ᵉ Section. — On se rappelle que cette section doit comprendre les parasites qui, transmis des animaux à l'homme par voie médiate, doivent accomplir une des phases de leur évolution chez ceux-là et l'autre chez celui-ci.

Tel est le cas du *Tænia Echinococcus* von Siebold. C'est un petit ver de 3 à 4 millimètres de long, formé seulement de trois ou quatre anneaux, qui habite l'intestin grêle du chien et de quelques autres Carnivores. Son état larvaire ou hydatique est représenté par l'*Echinococcus polymorphus* Diesing, dont l'habitat est des plus variés, car on en a signalé la présence chez l'homme, divers singes, le lapin, le porc, le cheval, le zèbre, le bœuf, le mouton, la chèvre, le chameau, etc.

Il est certain que les animaux herbivores trouvent surtout dans les pâturages les œufs d'où dérivent les Échinocoques ; pour ce qui a trait à l'homme, il faut plutôt incriminer les eaux non filtrées, sans oublier, cependant, que les salades, les fruits tombés à terre, les aliments et les ustensiles de cuisine souillés au contact direct du chien sont aussi des sources directes d'infestation dont il faut savoir tenir compte à l'occasion.

B. *Parasites passant des animaux à l'homme par transmission immé-*

diate. — Il s'agit ici de parasites bien connus, dont l'évolution, déterminée par des expériences très nombreuses et très précises, est devenue, pour ainsi dire, de connaissance vulgaire, et sur lesquels, par conséquent, nous n'aurons pas à nous étendre à ce point de vue. Quant aux conditions de la prophylaxie, elles sont également bien établies à l'heure actuelle, et il nous suffira d'en faire un exposé succinct.

Le premier de ces parasites qui s'offre à nous est le *Tænia Solium*, qui habite à l'état rubanaire l'intestin grêle de l'homme, et dont les anneaux sont rejetés souvent en petits chaînons dans l'acte de la défécation. Il est facile de le reconnaître à sa tête armée d'une double couronne de crochets, à ses orifices génitaux assez régulièrement alternés aux branches de la matrice épaisses et peu nombreuses. A l'état vésiculaire, ce Ténia est représenté par le *Cysticercus cellulosæ* Rud., qui se montre sous l'aspect d'une vésicule généralement ellipsoïde, de 6 à 20 millimètres de long sur 5 à 10 de large, offrant vers le milieu de sa longueur une tache blanche qui correspond à la tête invaginée. L'hôte habituel de ce cysticerque est le porc domestique; mais on l'a rencontré aussi chez le sanglier, le chien, le chat, le chevreuil, le rat noir, etc., et l'on peut ajouter qu'il n'est pas rare chez l'homme.

Il siège dans le tissu conjonctif de la plupart des organes, principalement des muscles, et sa présence dans l'organisme caractérise la maladie depuis longtemps connue sous le nom de *ladrerie*. Nous n'avons pas à présenter ici l'histoire complète de cette affection, dont la connaissance remonte à une haute antiquité. Nous rappellerons seulement qu'elle est assez difficile à distinguer du vivant de l'animal, et qu'on arrive seulement à la certitude de son existence par le *langueyage*, c'est-à-dire par l'examen direct de la langue. Même sur l'animal mort, il est parfois difficile de reconnaître la présence des cysticerques lorsque la ladrerie est peu prononcée; mais on sait qu'ils ont pour siège privilégié les muscles de la face profonde de l'épaule, ceux du cou, la portion charnue du diaphragme, etc. Il faut, en outre, savoir que le charcutier peut dissimuler l'état de la viande envahie par l'énucléation des cysticerques de la surface. Mais où la difficulté devient surtout considérable, c'est dans l'examen des préparations de charcuterie faites avec la viande hachée; il y a lieu alors de recourir au procédé recommandé par Schmidt-Mülheim, qui permet de les mettre en évidence par suite de leur résistance à l'action du suc gastrique.

Puisqu'il est bien établi que l'usage de la viande de porc ladre donne lieu chez l'homme au développement du *Tænia Solium*, quelles sont les mesures d'ordre prophylactique qu'il convient de prendre à l'égard de cette viande ? Nous ne pouvons et ne devons les résumer qu'en quelques mots :

1° Chercher tout d'abord à diminuer la fréquence de la ladrerie par la séquestration des animaux dans les porcheries et l'alimentation avec des substances préalablement soumises à l'action d'une température élevée. Si les porcs doivent être nécessairement conduits au pâturage ou à la glandée, répandre parmi les populations de la campagne des notions sur le danger de la dissémination des excréments humains ;

2° Soustraire autant que possible à la consommation, au moyen d'une inspection rigoureuse, la chair des porcs atteints de ladrerie à un degré quelconque.

Comme un certain nombre de sujets échapperont toujours à cette nspection, recommander de ne manger la viande de porc qu'après l'avoir soumise à une cuisson prolongée et complète. Les recherches de Perroncito ont établi que le cysticerque meurt d'une façon certaine s'il est maintenu plus d'une minute à la température de 50°, et celles de Küchenmeister et autres montrent que des morceaux de viande assez épais, soumis à l'ébullition pendant quelques heures, atteignent cette température jusque dans leur partie centrale. Quant à l'influence de la salaison et du fumage, elle doit être assez prolongée pour détruire définitivement la vitalité des cysticerques.

En France, les mesures de police sanitaire applicables à la ladrerie sont laissées, d'après la loi municipale du 5 avril 1884, à l'appréciation de l'autorité communale, qui admet une tolérance variable, mais généralement fâcheuse, en ce sens que la consommation des viandes modérément envahies étant autorisée, les cas de *Tænia Solium* tendent à se multiplier, car les viandes en question éveillent peu de défiance chez le consommateur.

Il est à remarquer toutefois que, dans beaucoup de localités et en particulier à Paris, la fréquence du *Tænia Solium* accuse une diminution très accusée en raison de l'habitude qui s'est répandue dans le public de ne manger la viande de porc qu'après une cuisson convenable.

Le *Tænia saginata*, également parasite de l'homme, se distingue du précédent, d'abord par ses anneaux, un peu plus grands et plus vivaces, qui sont émis isolément et dans l'intervalle des selles, puis par sa tête inerme, ses orifices génitaux très irrégulièrement alternes et enfin par les branches de la matrice minces et nombreuses. Son cysticerque (*Cysticercus bovis* Cobbold) se développe surtout chez les bêtes bovines; mais on l'a rencontré aussi chez la girafe et peut-être même chez l'homme. Zenker en a communiqué expérimentalement à la chèvre, Heller à la chèvre et au mouton. L'histoire de la ladrerie du bœuf, plus récemment élucidée que celle de la ladrerie porcine, présente, en somme, les mêmes traits généraux. La maladie offre cependant, en général, ce caractère d'être plus discrète que chez le porc, ce qui, à notre avis, est la cause principale de la prédominence qui tend à se manifester dans beaucoup de localités du *Tænia saginata* sur le *Tænia Solium*, les animaux affectés échappant plus facilement à l'inspection aussi bien après qu'avant la mort. Sous ces réserves, ce que nous avons dit de la ladrerie du porc peut s'appliquer à la ladrerie du bœuf, et il nous paraît inutile de nous étendre davantage sur cette affection. Nous relèverons seulement ce fait que les muscles masséters et, en particulier, les internes ou ptérygoïdiens sont le principal lieu d'élection des cysticerques; de sorte que l'examen spécial de ces muscles s'impose aux inspecteurs des viandes. Depuis que cette règle est adoptée à l'abattoir central de Berlin, la découverte des bœufs ladres est infiniment plus fréquente qu'autrefois. C'est une mesure qui devrait devenir obligatoire dans les différents États de l'Europe.

A côté des Ténias se placent les Bothriocéphales, dont une espèce, le *Bothriocephalus latus* Bremser, est assez commune chez l'homme, du moins dans certaines régions, telles que la Suisse française, la Haute-Italie, le littoral de la Baltique et, en dehors de l'Europe, dans le Turkestan et au Japon. Ce n'est point à dire qu'il ne vive que dans ces contrées, mais il est certainement beaucoup plus rare ailleurs. On l'a signalé d'ailleurs chez le chien et chez le chat, où il acquiert des dimensions moindres que dans l'intestin de l'homme. Jusqu'à ces derniers temps, l'origine de ce ver était demeurée assez obscure. Sa fréquence dans le voisinage des lacs avait fait penser, il est vrai, qu'il devait vivre, pendant son jeune âge, chez un animal aquatique. Mais c'est seulement en 1881-82 que la question fut résolue expérimentalement. Max Braun démontra que la larve (plérocercoïde), d'aspect vermiforme et non vésiculeuse, se développe chez le brochet (*Esox lucius*), et la lotte (*Lota vulgaris*), où on la trouve enkystée non seulement dans les viscères, mais aussi dans les muscles.

Depuis lors, des recherches poursuivies dans le même sens ont démontré que d'autres espèces de poissons jouent également le rôle d'hôte intermédiaire, par exemple la perche (*Perca fluviatilis*) et plusieurs Salmonidés (*Salmo Umbla, Trutta vulgaris, Trutta lacustris, Thymallus vulgaris*); au Japon, ce rôle est rempli par l'*Onchorhynchus Perryi*.

C'est donc en mangeant la chair insuffisamment cuite des poissons en question, que l'homme contracte le Bothriocéphale : aussi ce ver est-il relativement répandu chez les pêcheurs et en général dans les populations ichtyophages. Partant, les indications prophylactiques sont des plus simples et se résument en ces deux points : empêcher le déversement des excréments humains dans les lacs ou dans les rivières ; ne consommer la chair des poissons qu'après une cuisson complète (1).

Il ne nous reste plus à parler que de la Trichine (*Trichina spiralis* Owen) et de la trichinose. Il est presque superflu de rappeler que les Trichines arrivent ordinairement à l'état adulte, sexué (Trichines intestinales), dans l'intestin grêle des mammifères, et que les larves (Trichines musculaires) auxquelles elles donnent naissance émigrent dans les muscles de leur hôte, où elles s'enroulent en spirale et s'enkystent. Une fois enkystées de la sorte, ces larves ne peuvent parvenir à l'état

---

(1) Je laisse de côté le *Bothriocephalus cordatus* Leuckart, trouvé au Groenland chez l'homme, le chien, le phoque barbu et le morse, ainsi que le *Bothriocephalus Mansoni* Cobbold, assez commun au Japon et en Chine, chez l'homme, et probablement identique au *Sparganum reptans* Diesing, observé chez divers animaux : l'évolution de ces formes est en effet, jusqu'à présent, totalement inconnue.

adulte qu'autant qu'elles sont ingérées, après avoir acquis un certain développement, par un autre animal à sang chaud.

On est parvenu à infester expérimentalement les muscles d'un grand nombre de mammifères; mais l'infestation spontanée n'a été observée jusqu'à présent que chez l'homme, le porc, le sanglier, l'hippopotame, le hamster, le rat noir, le surmulot, la souris, le chien, le chat, le renard, le raton, la martre et le putois. L'homme tire presque toujours ses Trichines du porc, et celui-ci doit les prendre principalement aux petits rongeurs. Les rats et surtout les surmulots paraissent être les hôtes primitifs de ces parasites, qu'ils contractent en s'entre-dévorant.

D'après ces données, résumées d'une façon aussi sommaire que possible, la prophylaxie de la trichinose doit évidemment comporter, comme celle du téniasis et de la bothriocéphalose, deux indications essentielles, très simples en apparence, mais en réalité soulevant de fort graves difficultés pratiques : 1° enrayer la propagation de la trichinose chez le porc ; 2° empêcher l'infestation de l'homme par le porc trichiné.

Nous avons dit que les rats doivent être les premiers propagateurs de la trichinose. Il n'est pas rare, en effet, de rencontrer des Trichines dans les muscles de ces animaux. En Allemagne et en Autriche, Leisering en a trouvé chez plus de 8 pour 100 de ces animaux. En France même, où la trichinose est excessivement rare, Vulpian et Laboulbène en ont observé chez les rats d'égout, et G. Colin en a de même fréquemment trouvé à Alfort. Or, on sait que le porc mange volontiers des rats à l'occasion ; Kuhn a d'ailleurs constaté la réalité de ce fait. On pourrait donc espérer qu'en exterminant les rats, on détruirait, par le fait même, la Trichine. Il est vrai que l'extermination des rats est chose au moins très difficile à réaliser ; et d'autre part, Zenker et Gerlach ont soutenu, avec quelque apparence de raison, que les rats pourraient bien n'être si fréquemment infestés que précisément parce qu'ils mangent souvent de la viande de porc trichiné. Au surplus, il est certain que le porc s'infeste souvent en mangeant lui-même de la viande de porc : c'est le cas qui se présente d'ordinaire dans les clos d'équarrissage et dans les abattoirs.

L'enseignement qui ressort de tous ces faits, c'est la nécessité de surveiller rigoureusement l'alimentation des porcs, de les nourrir autant que possible de substances végétales, d'éviter qu'ils puissent se repaître d'excréments humains, de résidus de boucherie et surtout de cadavres de rats, de ne leur distribuer enfin des substances animales qu'après avoir soumis celles-ci à une cuisson suffisante.

Quant à la préservation directe de l'homme, elle doit être basée tout d'abord sur la détermination du degré de vitalité des Trichines. On sait depuis longtemps que ces parasites survivent à leur hôte et résistent fort bien à la putréfaction, puisque au bout de trois mois on peut encore les trouver vivantes dans la viande.

La *salaison* les tue en général plus ou moins rapidement, mais il n'y a rien d'absolu à cet égard, et on en trouve encore de parfaitement vivantes dans les jambons américains importés depuis plus d'un an. Le *fumage*, quoique paraissant un peu plus efficace, est loin de suffire dans tous les cas à rendre les viandes inoffensives. Reste l'action des hautes et des basses températures. On n'est pas absolument d'accord sur l'influence du *froid* : Bouley et Gibier ont vu les Trichines périr en soumettant deux gros morceaux de jambon, pendant deux heures et demie, à une température de — 22 à 27 degrés; mais Leuckart a constaté la présence de Trichines vivantes dans des jambons frais exposés pendant trois jours à une température de — 22 à 25 degrés.

Du reste, cette question n'a pas une grande importance pratique, car ces expériences se placent en dehors des conditions usuelles de l'économie domestique. Il n'en est plus de même en ce qui se rapporte à l'influence de la chaleur. La plupart des expérimentateurs estiment qu'une température de 70° suffit à faire périr les larves enkystées ; les exceptions à cette règle peuvent être négligées. Mais les parties centrales des morceaux de viande n'atteignent cette température qu'après un temps plus ou moins long, variant avec leur volume et leur mode de cuisson. Pour les viandes bouillies, par exemple, il faut prolonger l'ébullition pendant une demi-heure au moins par chaque kilogramme.

Les viandes rôties sont toujours plus dangereuses, car la couche extérieure saisie par la cuisson retarde la pénétration de la chaleur dans les parties profondes.

Dans la pratique, on juge que la cuisson est suffisante lorsque la viande a perdu sa couleur rouge, et qu'il ne s'écoule plus de jus saignant sur une coupe. C'est donc en somme la cuisson qui semble devoir constituer la plus sérieuse garantie relativement à la préservation directe de la trichinose : encore faut-il qu'elle soit relativement complète. Aussi est-ce surtout aux habitudes culinaires de ses habitants que la France doit l'heureuse circonstance de n'avoir à enregistrer, jusqu'à présent, qu'une seule petite épidémie de trichinose.

Mais il existe des contrées, comme l'Allemagne et les États-Unis, où la trichinose règne en permanence, et où il y a lieu, par conséquent, de prendre des mesures spéciales de police sanitaire, pour éviter la transmission du parasite à l'homme. Ces mesures sont sans doute du même ordre que celles dont nous avons parlé à l'occasion de la ladrerie, mais elles doivent être plus rigoureuses encore, étant donnée la haute gravité de la trichinose chez l'homme.

Nous ne croyons pas devoir faire ici l'examen détaillé des règles à suivre dans l'inspection des viandes trichinées : il nous suffira de rappeler l'organisation adoptée en Allemagne, où, à l'exemple du Duché de Brunswick, un grand nombre de villes ou d'États ont institué un service complet d'inspection de la viande de porc, et où une véritable armée d'experts, hommes et femmes, est employée à ce contrôle.

Ces mesures sont complétées, du reste, par toute une série de lois, décrets et arrêtés, qu'il nous est impossible de passer en revue, et qui ont en somme la même base que les règles relatives aux maladies d'origine microbienne. Les lois en question, emportant souvent des peines afflictives ou infamantes, ont pu paraître revêtir parfois un caractère trop rigoureux ; mais il ne faut pas oublier pourtant que les Gouvernements ont le droit et le devoir de mettre en œuvre tous les moyens propres à sauvegarder la vie et la santé des citoyens. Et c'est dans le même ordre d'idées qu'il faut comprendre les mesures que telle nation, jusqu'alors indemne, est appelée parfois à prendre à l'égard d'un autre pays dont les importations constituent pour elle un danger permanent.

*
* *

Maintenant que nous avons épuisé à peu près complètement cette longue liste des parasites transmissibles des animaux à l'homme, il convient de jeter sur l'ensemble un coup d'œil rétrospectif et de voir s'il n'est pas possible de dégager des faits acquis certaines indications générales applicables à la prophylaxie.

A la vérité, tous les moyens préventifs que l'on peut opposer au parasitisme ont pour effet de protéger l'homme contre la transmission des parasites provenant des animaux, puisqu'ils concourent à enrayer la multiplication de ces parasites. Or, en prenant ce point de départ même, il faut reconnaître que la lutte contre ces êtres n'est réellement efficace qu'autant qu'on est fixé sur leur évolution propre, ce qui revient à dire que les indications prophylactiques sont beaucoup plutôt d'ordre spécial que d'ordre général. Mais on a vu que, pour un bon nombre des parasites qui peuvent passer des animaux à l'homme, les premières phases de l'évolution, c'est-à-dire celles qu'il importe le plus de connaître, sont à peine soupçonnées ou sont même encore totalement inconnues. Néanmoins, nous ne sommes pas entièrement désarmés vis-à-vis de ceux-ci. Sachant, en effet, que les parasites dérivent, comme tous les êtres vivants, d'individus ayant subi la même évolution qu'eux-mêmes sont appelés à subir, on pourra s'opposer à leur pullulation en détruisant tous ceux qu'on peut atteindre. Et ce, non seulement sur les animaux eux-mêmes, par des soins hygiéniques et des agents médicamenteux, mais dans tous les points où ils auront pu parvenir. On voit qu'il s'agit surtout d'indications ayant pour base l'hygiène des locaux et celle des individus. Il serait facile, évidemment, d'étendre ces observations générales ; mais les points qu'elles visent sont tellement clairs qu'il nous paraît inutile d'insister.

Aussi bien, tenons-nous à faire remarquer que la classification que nous avons adoptée dans ce rapport a été établie en vue du but spécial que nous poursuivions, à savoir la détermination des éléments prophylactiques auxquels l'homme peut avoir recours pour éviter d'être envahi par les parasites des animaux :

Nous avons tout d'abord divisé les parasites en externes et en internes, et les premiers en temporaires et stationnaires.

Les parasites externes *temporaires* attaquent l'homme dans les mêmes conditions que les animaux et méritent à peine, comme on l'a vu, d'être classés parmi les parasites; on n'a d'autre moyen de s'en préserver que d'éviter les endroits qu'ils fréquentent de préférence ou l'approche des animaux qu'ils recherchent plus spécialement, voire les locaux habités par ces animaux.

Les mêmes indications s'appliquent aux parasites *stationnaires périodiques*, car si ces parasites sont toujours plus abondants dans les endroits que fréquentent ou qu'habitent leurs hôtes habituels, il est assez rare qu'ils passent directement des animaux à l'homme.

En ce qui concerne, au contraire, les parasites externes *permanents*, c'est la transmission directe, immédiate, qui prédomine de beaucoup, et il y a lieu de prendre à leur endroit des mesures de préservation plus sérieuses. Il importe, nous l'avons dit, d'éviter le contact de tous les animaux galeux dont la gale est transmissible à l'homme; il faut recommander au individus chargés de les soigner et de les panser, de prendre toutes les précautions voulues et, à la rigueur, leur appliquer un traitement préventif; il faut enfin désinfecter avec soin les harnais, couvertures, manteaux, etc., qui ont été en contact avec les animaux atteints et dont les hommes sont exposés à se servir. Quant aux mesures de police sanitaire, qui varient suivant les pays, elles sont d'ordre général et ne peuvent naturellement viser d'une façon particulière la transmission de la maladie à l'homme.

La prophylaxie relative aux parasites *internes* doit se régler aussi d'après la considération de leur mode habituel de transmission. Pour ceux, en effet, qui passent des animaux à l'homme par voie de transmissio nmédiate, c'est presque exclusivement l'eau qui sert de véhicule, de moyen de propagation. On arrive donc, à l'égard des parasites ordinaires comme à l'égard des microbes, à cette conclusion que la question des eaux potables est d'un intérêt primordial, et qu'il est indispensable de faire un examen attentif de ces eaux avant de les livrer à la consommation. Les règles qu'il convient de suivre à cet égard ont été trop souvent formulées pour que nous croyions devoir les reproduire ici. Nous nous bornerons à rappeler qu'en dehors des eaux de source, il est presque toujours nécessaire, pour éviter l'invasion des parasites, de recourir à l'ébullition ou à la filtration, parfois même à l'une et à l'autre.

Quelques parasites sont introduits dans l'organisme de l'homme à la faveur des aliments végétaux, lorsque ceux-ci sont ingérés crus; nous avons dit suffisamment quelles précautions il y a lieu de prendre à l'endroit de ces aliments. Il en est de même pour ceux des parasites internes qui sont transmis par les animaux eux-mêmes, avec lesquels l'homme entretient une trop grande intimité : ce que nous avons dit suffit à montrer la nécessité de se soustraire à cette promiscuité.

Le dernier cas que nous ayons eu à examiner est celui des parasites passant à l'homme par transmission *immédiate* : à leur endroit, nous avons pu résumer les indications de la prophylaxie en ces deux formules : éviter la propagation du parasite chez les animaux, d'une part, et de l'autre empêcher l'introduction dans l'organisme de l'homme des parasites des animaux capables de s'y développer. Si la fréquence du parasitisme diminue en effet chez les animaux, l'homme court beaucoup moins de chances de se trouver infesté, et si l'homme lui-même se garantit contre l'invasion des parasites, il restreint d'autant la pullulation de ceux-ci chez les animaux. Or, les mesures à prendre pour éviter l'infestation des animaux sont avant tout sous la dépendance des règles de l'hygiène; il s'agit essentiellement de rechercher la propreté des individus, des locaux, des aliments et des boissons. Et pour garantir l'homme lui-même, il faut lui faire connaître la nécessité de soumettre à une cuisson suffisante les viandes qui peuvent être suspectes à quelque degré, en insistant sur les caractères pratiques propres à faire constater que leur innocuité est assurée. C'est par des conférences et des livres populaires, par l'enseignement des écoles primaires, par la diffusion des notions d'hygiène en un mot, que ce résultat pourra être obtenu.

Enfin, il ne faut pas oublier que, dans une certaine mesure, l'intervention administrative peut et doit concourir à restreindre les dommages causés par les affections parasitaires. L'inspection des animaux, vivants ou abattus, dans les marchés ou dans les abattoirs, permettant de saisir et d'enlever de la consommation les viandes et les issues plus ou moins altérées par ces affections, supprime directement un nombre considérable de parasites qui eussent pu se développer dans l'organisme de l'homme et y continuer leur évolution. Et le même résultat est évidemment obtenu par les mesures de police sanitaire sagement prises et rigoureusement exécutées.

*
* *

A la suite de la publication de la première partie de ce travail, j'ai reçu les deux lettres suivantes, qui fournissent des documents fort intéressants sur la transmissibilité des parasites des animaux à l'homme.

Je suis heureux de pouvoir ajouter ces faits à ceux précédemment rapportés, et je remercie vivement mes distingués confrères, MM. Bieler et Piot, de me les avoir communiqués.

Lausanne, le 16 Avril 1892.

Monsieur le Professeur,

Je me permets de compléter les renseignements que vous donnez sur la contagion de la gale à l'homme, d'abord au sujet de la durée de la gale transmise par le chat. En 1854 ou 1855, un petit chat, venant de Savoie sur une barque, traversa le lac Léman et se rendit au hameau d'Ouchy, près Lausanne, où il fut recueilli par des personnes charitables auxquelles il avait fait pitié. Il était galeux et communiqua sa maladie à ses congénères. La gale du chat étant inconnue dans la contrée, les propriétaires de chats galeux ne prirent aucune précaution, et plusieurs personnes furent contaminées.

Le médecin en chef de l'hôpital de Lausanne, qui était alors le Dr Jean de la Harpe, ayant eu à soigner plusieurs personnes atteintes de gale du chat, m'a déclaré que cette gale était fort pénible pour les malades, et qu'elle avait un caractère très opiniâtre. — Le Dr de la Harpe était un spécialiste pour les maladies psoriques, bien qu'il ne possédât pas alors les connaissances que nous avons obtenues par le microscope.

— Au sujet de la transmission d'une gale bovine, j'ai pu juger par moi-même qu'elle n'était pas passagère. C'était il y a une dizaine d'années. J'avais eu l'occasion de voir dans une ménagerie un bison, mort galeux, dont nous avions acheté le cadavre pour en faire un squelette, et j'avais pris un échantillon de son poil laineux, voulant étudier au miscroscope la constitution de ce poil. Certaines expériences de Delafond et de Bourguignon, que j'avais vues à Alfort, m'avaient laissé la persuasion de la non contagion des gales du mouton et du cheval, et je m'étais fort peu inquiété d'avoir dans la poche de mon paletot cet échantillon de poils galeux, enfermé dans du papier.

J'eus d'abord quelques démangeaisons au pli des poignets, mais sans pustules. Je remarquai pourtant comme des sillons dans la peau. Ces démangeaisons persistantes m'inquiétaient, et, rencontrant un de mes amis, médecin, je lui demandai s'il n'y avait pas quelque apparence de gale. Sur sa réponse négative, je me tranquillisai; mais, peu à peu, le prurit s'étendit et devint insupportable. Un nouvel examen du médecin lui fit trouver de nombreux sillons dans l'épiderme de l'intérieur de la main; il sortit même un Acarien de l'un de ces sillons. J'avais placé cet Acarien sous verre, mais le plus pressé était de me débarrasser de la gale qui me couvrait et de nettoyer les divers objets de ma chambre. La préparation fut perdue. Quant à moi-même, l'infirmier chargé ordinairement de baigner les galeux, puis de les badigeonner au styrax, me dit qu'il n'avait pas encore vu une gale aussi étendue. Il y en avait partout : sur la poitrine, le ventre, le plat des cuisses, moins aux bras.

Le souvenir le plus net qui m'en reste est celui d'affreuses crampes des mollets et des jarrets, qui se répétaient fréquemment pendant la nuit. Je ne suis pas sujet aux crampes, je n'en avais jamais eu et je n'en ai pas eu depuis. La dernière a eu lieu pendant que j'étais dans le bain. D'où venaient ces crampes, je ne sais. Je cite seulement le fait pour mémoire.

Veuillez agréer, etc.

S. BIELER,

Directeur de l'Institut agricole de Lausanne.

*
* *

Mahallet-Kébir, 24 avril 1892.

Cher Monsieur Railliet,

Voulez-vous me permettre de vous apporter l'appoint de mes observations personnelles en ce qui concerne la transmissibilité des parasites animaux à l'homme? Je vous les livre pour que vous en fassiez tel usage qu'il vous plaira.

A propos des ectoparasites temporaires, vous rappelez que la Tsétsé « ne doit pas inoculer un venin propre ». Si vous voulez relire ma brochure sur *El Debab* (maladie de la mouche), vous verrez que les renseignements que j'ai recueillis de la bouche même de Schweinfurth, du capitaine Casati, du colonel Chaillé-Long bey m'ont amené à la même conclusion. Ce dernier vient même d'insister à ce sujet dans une note publiée dans le journal le *Sphinx*, que je vous adresse. Souvent j'ai eu l'occasion de constater dans les plaies du bœuf ou du chien des larves d'insectes dont je n'ai jamais cherché à déterminer la nature, mais qui devaient sûrement appartenir à la famille des *Muscidæ*. Leur nombre était quelquefois de plus d'une trentaine, et les dégâts anatomiques occasionnés par elles assez considérables.

Tandis que l'Hypoderme du bœuf est extrêmement fréquent en Égypte, je ne l'ai constaté que deux fois sur le cheval; dans les deux cas, la larve était sur les reins et unique.

L'Ixode égyptien se rencontre sur presque tous les bœufs, les buffles, les chameaux, les chiens; les bouviers et les palefreniers en portent presque toujours sur le corps, et quelquefois j'ai été moi-même envahi par ce parasite, qui se fixait à demeure. C'est sur le bœuf qu'il se porte de préférence et en plus grande quantité. J'ai vu de ces animaux littéralement couverts d'Ixodes. L'animal en était rapidement affaibli; mais il est juste d'ajouter que c'est principalement sur les individus souffrants qu'ils se développent, *causa minoris resistentiæ*.

Très nombreux sont les exemples que j'ai observés de transmission de la gale sarcoptique du dromadaire à l'homme. Presque tous les chameliers en sont atteints, et, à l'heure actuelle, j'en ai encore un cas sous les yeux, cas dans lequel le parasite a envahi les bras et les jambes en produisant une vingtaine de pustules parsemées dans ces régions.

Voilà, consigné à la hâte, en plein centre du Delta nilotique, le tribut quelque peu restreint de mes observations, qui confirment d'ailleurs pleinement toutes celles que vous avez recueillies et réunies dans les deux derniers numéros du *Recueil*.

Croyez, etc.

J.-B. PIOT.

26343   Paris. — Imp. A. MAULDE et Cⁱᵉ, 144, rue de Rivoli.

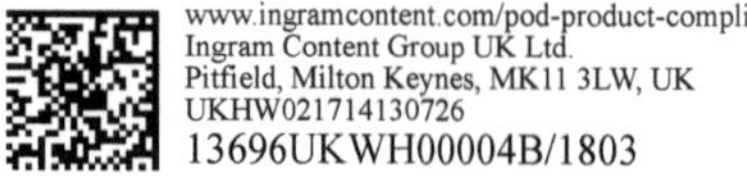

www.ingramcontent.com/pod-product-compliance
Ingram Content Group UK Ltd.
Pitfield, Milton Keynes, MK11 3LW, UK
UKHW021714130726
13696UKWH00004B/1803